Danke

Andreas Cing

Die Gabe zu heilen

Andreas Geiger · Annette Maria Rieger

Die Gabe zu heilen
Von wegen Wunder

Mit einem Vorwort von Andreas Geiger
und einem Nachwort von Matthias Badura

Fotos von Stanislav Krupar

KLÖPFER&MEYER

Inhalt

9   Einführung von Annette Maria Rieger

12 Vorwort von Andreas Geiger

23 **Anneliese Hoch** (72), bescheidene Bäuerin in Oberschwaben, betet seit Jahr und Tag Warzen weg. Immer freitags bei abnehmendem Mond sammeln sich dazu die Menschen auf ihrem Hof in Haisterkirch bei Bad Waldsee

39 **Jakob »Köbi« Meile** (75), langjähriger Alpenhirte und Sattler, lebt in den Schweizer Bergen bei Wattwil, nutzt die Kraft der Autosuggestion und macht Rückführungen. Er gibt in Dorfgaststätten Seminare und hält bei sich daheim Einzelsitzungen ab

53 **Birthe Krabbes** (55), gelernte Erzieherin aus Hamburg, ist FC St. Pauli-Fan und mit einem Pastor verheiratet. Sie zieht mit ihren Händen Krankheiten aus dem Körper und wird beispielsweise bei Gürtelrose immer wieder von Hausärzten empfohlen

67 **Dorle Rapp** (79), eine lebenslustige Bäuerin im Allgäu, hat zunächst bei Kühen Warzen weggebetet. Inzwischen kommen die Menschen mit allen möglichen Leiden zu ihr nach Schöllang bei Oberstdorf – wegen kreisrundem Haarausfalls genauso wie bei Kinderwunsch

- 79 **Marco Truttmann** (41), hellsichtiger Coach in Stans (Schweiz), steht in Kontakt mit Verstorbenen. Der gelernte Baupolier arbeitet als »Sparringspartner« hauptsächlich mit Unternehmern und vermittelt ihnen eine andere Sichtweise auf akute Probleme

- 95 **Robert Baldauf** (79) ist ein gottesfürchtiger Bauer aus Vorarlberg (Österreich). Er pendelt und befreit Menschen durch seine Gebete von Dämonen. Das Rezept für seinen Kräutertrank stammt von Engeln

- 111 **Sabine Rohwer** (57), christliche Heilerin, führt mit dem »Animata Charité« bei Eutin ein Heilkundezentrum, in dem sie mit Krebspatienten energetisch arbeitet. Als Vorsitzende des Dachverbands Geistiges Heilen möchte sie diesen zum Berufsverband weiterentwickeln

- 129 **Beda Rechsteiner** (79), ehemaliger Postbote, pendelt und visualisiert Krankheiten, indem er seine Informationen auf Millimeterpapier malt. In seinen Bildern erkennt er Zeichen einer »Neuen Zeit«. Er befreit Häuser und Orte von bösen Geistern und lebt auf einem alten Bauernhof in Hundwil (Schweiz)

- 145 **Steffen Lohrer** (52), Steinbeis-Unternehmensberater in Heidelberg, investiert viel Zeit und Geld in Kurse und Weiterbildungen für sein »Spirituelles Wachstum«. Dieses Wissen gibt er als Heiler in der Business-Welt weiter

161 **Alfred Fuchs** (61), ist von Beruf Isolierer und nach Feierabend metaphysischer Geistheiler. Zu ihm nach Lauben im Allgäu kommen die Menschen mit Warzen und Rheuma, Depressionen und auch mit Krebs. Für ihn sind alle gleich – und »Kinder Gottes«

175 **Ojuna Altangerel** (54), Ärztin und schamanische Heilerin, stammt aus der Mongolei und arbeitet mit traditionellen Ritualen und modernen Erkenntnissen der Medizin in ihrer Praxis in Walzenhausen (Schweiz)

195 **Stephan Dalley** (52) war Bademeister und hat in Jesus Christus seinen großen Verbündeten. Er lebt als Berufsheiler in Ludwigsburg, spürt das Energiefeld eines Menschen und heilt mit Handauflegen oder auch per Fernheilung via Smartphone

211 Nachwort von Matthias Badura

Einführung

Der Dokumentarfilmer Andreas Geiger recherchiert seit Jahren zu »Menschen mit einer besonderen Gabe« – und hat auch mich begeistert mit der Idee, sich diesen Heilern unvoreingenommen zu nähern und sie ergänzend zu seinem Film, der im Februar 2017 in die Kinos kommt, vorzustellen. Geschichten und Legenden von Heilern kennt man viele – doch wie sind sie wirklich? Wie leben sie, was glauben sie? Was hat es auf sich mit ihrer besonderen Gabe? Und vor allem: Was macht ihre Faszination aus?

Insofern waren Idee und Recherche für mich eine ›Gabe‹, mit der mich Andreas Geiger reich beschenkt hat: Er hat mir einen Zugang verschafft zur Heilerwelt. Alle zwölf porträtierten Frauen und Männer haben mir bereitwillig die Tür geöffnet und haben sich Zeit genommen, um mir begreiflich zu machen, was sie tun und bewirken.

Lernt man diese »Geistheiler« kennen, sind es ganz normale Menschen, die teilweise eng mit der christlichen Tradition oder ihrer regionalen Kultur verbunden sind. Sie alle haben ihre Widersprüche und widersprechen sich auch untereinander. Gemeinsam ist ihnen allen eine große Begeisterungsfähigkeit. Sie wollen helfen – auch mit ganz konkreten, pragmatischen Hinweisen.

Manche kennen noch alte naturheilkundliche Mittel und Rituale, andere haben bei ihrer spirituellen Suche ganz eigene Antworten gefunden. Was sie eint, das ist ein tiefer Glaube an sich selbst – und an eine höhere Macht. Die einen nennen sie Gott, andere Schöpfergott oder Höchstes Bewusstsein. Die Energie, mit der sie arbeiten, ist ihnen zufolge universell, kommt nicht von ihnen selbst – sondern »von oben«. Eins erreichen sie alle gleichermaßen: Sie verändern den Blick auf Krankheit und zeigen eigene, teils ungewöhnliche Wege auf, damit umzugehen.

Die Vielfalt ihrer Behandlungsmethoden korrespondiert mit sehr individuellen, durchaus beweglichen Weltanschauungen. Auffallend dabei: Es gibt keinen Zufall, alles lässt sich erklären. Auch diese Blickwinkel auf nicht sichtbare Wirklichkeiten werden hier wiedergegeben – ohne sie in Frage zu stellen. Jeder Heiler, so der Ansatz, möge für sich sprechen. Aufgenommen wurde das von mir mit einer Haltung, bei der die Neugierde alle Skepsis überwiegt. So wurde jeder Heiler quasi auf ein kleines Podest gestellt und so umrundet, auf dass sich möglichst jeder Leser selbst ein Bild machen möge. Die Recherche bezieht sich allein auf die Personen und ist frei von jeder wissenschaftlichen Beweisführung.

Ich danke allen, die dieses Buch möglich gemacht, unterstützt und mitgetragen haben. Neben Matthias Badura und Andreas Geiger danke ich jedem einzelnen Heiler – und ganz besonders Stanislav Krupar, dem größten aller Fotografen. Es war eine wundervolle Reise. Am meisten jedoch danke ich meiner Familie, die mir den Raum für dieses Projekt gelassen und mich auch in dieser intensiven Zeit ausgehalten hat.

Annette Maria Rieger   im November 2016

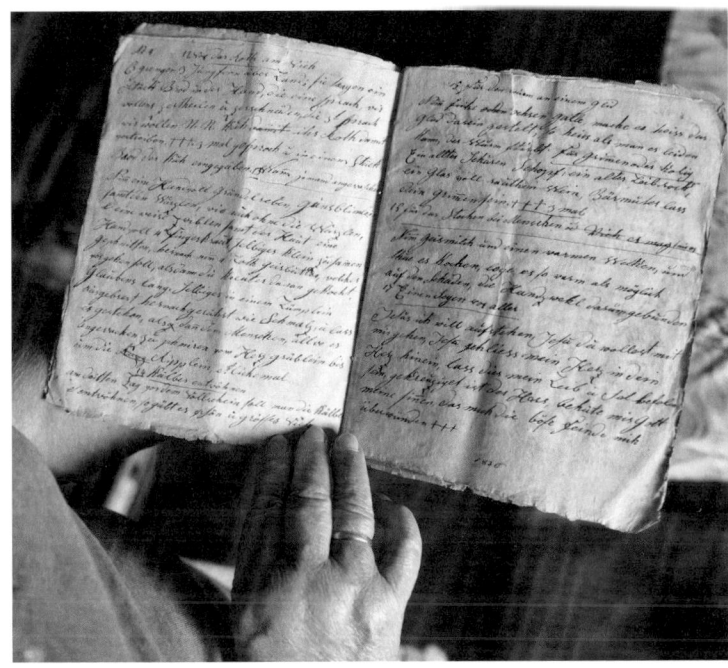

Vorwort

Seit ich denken konnte, hatte ich eine Warze am Daumen. Wir hatten eine Art Symbiose: Sie darf an meinem Daumen und etwas hässlich sein, und dafür zeigt sie mir als eine Art Indikator, wie es mir gemütsmäßig geht.

Die Warze kam irgendwann in der Pubertät. Beim Abitur war sie ziemlich gereizt, bei der Aufnahmeprüfung an die Filmakademie in Ludwigsburg juckte sie, und seit Anfang 2000, während meiner Zeit in Hamburg, war sie ordentlich angeknabbert. Richtig gekümmert habe ich mich nicht mehr um sie, ich hatte schließlich Wichtigeres zu tun.

Als mir dann mein Bohème-Leben in St. Pauli auf den Wecker ging, wollte ich Dokumentarfilme machen, die einen Bezug zum echten Leben haben, über Regionalkultur und Herkunftsgeschichte. Auf der Schwäbischen Alb wollte ich wie ein Eremit leben, mir einen Bart wachsen lassen und der Popkultur entsagen. Ich suchte nach Geschichten für einen neuen Film. Schwäbische Tüftler, Außenseiter, Dorfrebellen und Kräuterhexen. Wie leben Menschen in solchen Milieus und wie zeigt sich darin was sie denken? Ich landete im Heavy Metal-Milieu und machte einen Film darüber, wie man als Metal-Fan in der süddeutschen Provinz so lebt: »Heavy Metal auf dem Lande«.

Beim Verwandtschaftsbesuch in Oberschwaben brachte mich meine Tante zu einer Warzenwegbeterin und konfrontierte mich in der Bauernstube von Anneliese Hoch mit katholischen Heilritualen. Frau Hoch hat sich mit ihrer erdverbundenen Gelassenheit gleich meiner Warze angenommen. Ihre kräftigen »Schaff-Hände« strichen mit Strohhalmen über meinen Daumen, während sie den Spruch »Warze, Warze weiche, dara, dara weg« sagte. Kuriose Geschichten über eine »Oisenkapelle« hat die Tante mir erzählt, in die man einen alten Besen hineinstellen muss, wenn man einen Furunkel (oberschwäbisch: Oise) hat, der dadurch weggefegt würde. Von Geistern, die in Häusern und Menschen wohnen. Von Wallfahrten auf den Bussen, wenn man schwanger werden wollte. Von Schweinefleisch, das man unter der Dachrinne vergraben muss, und vom Mond, der uns alle lenkt. Neben Neugier hatte ich auch Vorbehalte, der aufgeklärte Teil in mir witterte die Gefahr, einem reaktionären Quatsch aufzusitzen. Oder war das doch bewährte Volksmedizin, die in Vergessenheit geraten war?

Ich wollte einen Dokumentarfilm übers Gesundbeten machen, über Heilkundige, Einrenker, Geisteraustreiber und ihre Verankerung im Brauchtum. Ein bisschen die Tür öffnen hinüber in die Welt der Heiler. Wie genau funktioniert das Warzenwegbeten? Wie kann man solche Heilungen erklären?

Ich bin weder Theologiestudent, der den Sinn des Glaubens beweisen will, noch bin ich ein investigativer Journalist, der Esoterikern an den Karren fahren will. Mich interessiert das Heilen als kulturelles Phänomen, auch weil das Besprechen von Krankheiten in ländlichen Gegenden bis heute noch eine Art Subkultur ist. Dennoch wollte ich die medizinische Sichtweise nicht außer Acht lassen. Ich habe bisher immer der Schulmedizin vertraut. Ich wollte herausfinden, ob diese Art, Menschen zu behandeln, funktioniert, und bei dem ganzen Hype um Wellness und Naturheilkunde vielleicht unsere Zeit viel besser widerspiegelt, als das doch relativ technische Menschenbild der Schulmedizin.

Gewappnet mit Skepsis und Vorurteilen machte ich mich auf zu den ersten Veranstaltungen mit Heilern. Bei einer Massenheilung mit einem Star-Heiler aus Serbien staunte ich nicht schlecht, als es auf die vielen Kranken mit Krücken und in Rollstühlen Heilsversprechen hagelte, und eine ganze Turnhalle ihn begeistert anhimmelte, als würde Lady Gaga gleich erscheinen. Auf einer Esoterikmesse schwärmte mir einer von seinem neuen Wasser-Energisierer vor, der nächste wollte mir karmische Liebespillen verkaufen, und als mich eine ältere Dame ansprach: »Hören Sie auch Stimmen?«, hätte ich fast laut losgelacht.

Ich ging also wieder zurück zu Frau Hoch, sie war die richtige Protagonistin für einen Film. Mit ihr und Dieter Dorn, dessen Dorn-Methode heute in vielen Heilpraktiker-Praxen angeboten wird, habe ich meinen Film »Gottes Werkzeug« gemacht. Sie half mir auch weitere Protagonisten kennenzulernen. Die meisten Heiler haben mich bei ihren Behandlungen und an ihrem Leben teilhaben lassen. Mit Robert Baldauf war ich Kräuter sammeln auf den Bergwiesen. Bei Köbi Meile, dem Alphirten, gab es zum Mittagessen eine Art Brei. Ganz selbstverständlich reichte er mir einen Löffel, und wir haben zusammen aus einem Topf gegessen. Sie hatten Qualitäten als Kinodarsteller, die sie wohl auch als Heiler auszeichnen: eine starke Persönlichkeit, Empathie, Menschenkenntnis, Ausstrahlung und eine demütige Haltung zum Leben. Vor allem aber hatten sie tatsächlich spürbare Fähigkeiten. Ich fragte mich: Waren es ihre besonders feinfühligen Sinnesorgane, ihre eigenen, oft autodidaktischen

Diagnose-Methoden, konnten sie erweitert denken, oder waren sie einfach in der Lage, eine andere Perspektive auf eine Situation einzunehmen?

Nach den Recherchen war ich zumindest überzeugt von ihnen als Menschen. Doch wie sollte ich ihre Arbeit darstellen oder gar beweisen? Die Kamera kann nur zeigen, was sichtbar ist. Müsste ich nicht auch die Schulmedizin zu Wort kommen lassen? Aber ein dialektischer Sachfilm zum Thema Schulmedizin versus Alternativmedizin war nicht mein Interesse. Meine Idee war: Wenn ich sie als starke Menschen porträtierte, würde sich diese Stärke in ihrer Arbeit widerspiegeln. Aber was war es eigentlich, was sie hatten? Was ist ihre »Gabe«?

Innerhalb eines Jahres hatte ich fast vierzig Heiler persönlich kennen gelernt, von denen ich fünf für den Film ausgesucht habe. Stephan Dalley aus Ludwigsburg »spürt das Energiefeld eines Menschen und bringt mit Handauflegen die Seele wieder ins Gleichgewicht«, wenn es sein muss, auch per iPhone oder in der Kneipe. Robert Baldauf, ein gottesfürchtiger Bauer aus Vorarlberg, betet und pendelt und verabreicht einen Kräutertrank, dessen Rezept von Engeln stammt. Er wird gerufen, wenn die Kuh keine Milch mehr gibt. Zu Birthe Krabbes schicken Hausärzte Patienten, bei denen sie selber nicht mehr weiter wissen: Sie ist die heimliche Ergänzung zur modernen Arztpraxis. Köbi Meile in den Schweizer Alpen hat eine Art Röntgenblick und heilt mit Autosuggestion und Rückführung. Obwohl er viele Jahre lang als Eremit auf der Alm so gut wie keinen Menschen zu Gesicht bekommen hat, kann er heute in die Leute hineinschauen. Ojuna Altangerel ist approbierte Ärztin und schamanistische Heilerin. In ihrer modernen Praxis am Bodensee macht sie Familienaufstellungen und bezieht ihr traditionelles mongolisches Heilerwissen mit ein.

Dass sie alle eine besondere Begabung haben, habe ich gespürt, als mich jeder Heiler behandelt hat. Von Köbi wurde ich bei einer Rückführungs-Seance in Trance versetzt und begegnete dabei meiner toten Großmutter. Ich war eng mit ihr verbunden, weil ich sie auch gepflegt hatte. Immer noch hatte ich das Gefühl, ihren Tod verpasst zu haben, weil ich als 19-Jähriger gerade Party machte in Prag, als sie starb. Jetzt konnte sie laut Köbi »ins Licht« und seither ist für mich auch die Geschichte mit meiner Großmutter abgeschlossen. Andere Heiler haben mir Hände aufgelegt, mich mit Karfreitagswasser und Kupferringen behandelt. In Vorarlberg trank ich Robert Baldaufs Kräutermedizin gegen mein Sodbrennen, und von Birthe Krabbes, meiner »Großstadt-Heilerin« in Hamburg, bekam ich selbstgemachte Salben gegen meine trockenen Waden. Der Schamanin Ojuna habe ich meine Kindheit erzählt und meine familiären Verstrickungen offenbart. Unter Hypnose hat mich der Handwerker Alfred Fuchs im Allgäu mit meinem Schutz- und meinem Führungsengel bekannt gemacht. Den Namen meines Schutzengels hab ich vergessen, aber mein Führungsengel hieß Pierre, eine agile elegante Gestalt, die aus einem französischen Nouvelle Vague-Film hätte entsprungen sein können. Der junge Delon. Plötzlich war das alles nicht mehr Einbildung, das war real, in dem Sinne, dass ich mit anderen Menschen über mein Innerstes sprach, das doch aber nur mir so vertraut sein konnte. Sie konnten mitfühlen und aussprechen, was mich beschäftigte und was meine Themen waren. Und insgeheim weiß ich selbst ganz genau, was dieser Führungsengel für eine Bedeutung hat.

Was mich bei der Arbeit an diesem Film überrascht hat: Wenn wir krank sind und keine Ursache dafür finden können, dann kann ein Heiler mit einer adäquaten Methode eine Möglichkeit finden, die Umstände zu verbessern, sodass man wieder gesund wird. Wie das genau geschieht, ist nicht beweisbar, die Schulmedizin nennt es Spontanremission, Placebo-Effekt oder Selbstheilungskräfte. Vielleicht sind es feinstoffliche Energien oder es hat mit der Quantenphysik zu tun. Vielleicht ist es einfach nur Liebe oder Lebensberatung.

Für mich stellte sich die Frage: Woher kommt heute dieses große gesellschaftliche Bedürfnis nach »seelischer Hilfe«? Wie kommt es, dass dieses Wissen der traditionellen Dorfheiler plötzlich wieder gefragt ist? Die Klienten finden beim Heiler, was sie in Kirche, Schulmedizin oder psychologischer Behandlung vergeblich suchen. Heiler füllen eine Lücke im System, die Religion, Schulmedizin und die Psychologie nicht abdecken, weil man sich wissenschaftlich nicht wirklich damit beschäftigt oder auch vergessen hat, sich damit zu beschäftigen. Heißt das dann, dass es der Schulmedizin an Seele fehlt? Überhaupt, was ist die Seele? Alle Heiler reden immer von Seele. Ich ahne ja, was sie damit meinen, aber erfassen kann ich es dennoch nicht. Sie kommt in der Schulmedizin nicht vor bzw. wird der Esoterik überlassen. Für die Heiler ist sie ganz selbstverständlich: Sie ist unsterblich und birgt Antworten auf Fragen, die womöglich aus früheren Leben stammen. Überhaupt: Alle glauben an Reinkarnation. Und so hat sich auch mein Blick auf dieses eine Leben hier geändert – und auf Krankheit sowieso. Ich habe festgestellt, Krankheit muss nicht das Ende, sondern kann immer auch ein Anfang sein – zu mehr Selbsterkenntnis und Sinnhaftigkeit.

Bei allen Heilern und Klienten, die ich kennenlernte, kristallisierte sich die Suche nach Sinn heraus. Welchen Sinn hat meine Krankheit? Was gibt mir für mein Leben einen Sinn? Sie schauen nach Hintergründen, unterdrückten Trieben und Ängsten. Oft liegen Traumata und Schockerlebnisse zugrunde, falsche Glaubenssätze haben uns jahrelang geprägt. Heiler helfen einem, bei sich selbst nach der geeigneten Lösung für das eigene Problem zu suchen, den Sinn für sich zu finden.

Überrascht hat mich auch, dass manche Menschen zum Heiler kommen mit Problemen, die mit Gesundheit direkt nichts zu tun haben. Theo, ein gut beleibter, ehemaliger Ringer, der für sein Leben gern Wurst und Fleisch isst, hat Schmerzen in den Gelenken. Ein junger Künstler weiß nicht, was er malen soll. Eine Schülerin wird mit Handyfotos gemobbt. Eine junge Mutter kann nicht stillen, weil sie das Gefühl hat, ihr Baby nehme sie nicht an. So stelle ich mir das bei traditionellen Dorfheilern vor. Die Tür steht offen für jeden, man nimmt sich einen Stuhl und erzählt, was einem auf dem Herzen liegt. Stephan Dalley legt dann die Hand auf für zwei bis drei Minuten. Es fließt Energie, die man spüren kann. Das kann ich ja noch verstehen. Aber wirklich kurios waren die vielen Telefonanrufe bei Robert Baldauf. Von morgens um acht bis er abends um halb zehn ins Bett ging, läutete sein Telefon hoch droben im Bregenzer Wald. Viele riefen an, wenn sie Kopfweh oder ein allgemeines Unwohlsein spürten. Aber auch ganz pragmatische Anfragen kamen, die Robert auspendeln sollte: An welchem Tag soll ich den Flug nach Griechenland nehmen? Ein Rohrbruch in der Küche. Wer steckt dahinter? Der Enkel will nach Indien in Urlaub. Kann Baldauf dafür beten, dass das Flugzeug nicht abstürzt? Baldauf pendelt fast alles. Nur in Sachen Geld und Liebe verwehrt er seine Dienste.

Die Fragen, denen ich bei Klienten am häufigsten begegnet bin: Können Gedanken oder Gefühle Krankheiten heilen? Kann Energie, Sympathie, Liebe, Versöhnung zumindest dazu führen, dass es einem Menschen besser geht? Oder anders: Können wir unsere Glaubenssätze und Prinzipien, nach denen wir handeln, so nutzen, dass sie bei Krankheiten Selbstheilungskräfte freisetzen? Was kann man spüren, wenn man bei jemand anderen die Hand auflegt und seine Gedanken auf ihn konzentriert? Was passiert energetisch überhaupt zwischen Menschen, wenn sie sich begegnen?

Ich frage mich, inwieweit der Glaube an Heilung eine Rolle spielt. Ein Satz, den ich immer wieder gehört habe bei allen Heilern: Es heilt ja nicht der Heiler die Krankheit. Das macht der Mensch selbst – mit Gottes Hilfe, so man an den glaubt. Es geht eben in vielen Situationen, in denen dem Menschen etwas fehlt, darum, seine Lebenseinstellung zu ändern, sich in Frage zu stellen und die alten Glaubenssätze neu zu definieren. Helfen einem nicht positive Gedanken und so etwas wie instinktives Vertrauen dabei, dass man schneller gesund wird? Sicherlich habe ich mich schon lange nicht mehr so intensiv mit Glauben auseinandergesetzt. Wenn es Gott gibt, dann war er für mich in den Begegnungen zwischen Heiler und Klient zu sehen. Stephan Dalley sagt, dass es letztendlich sogar egal sei, ob man zum Arzt geht oder zum Heiler. Wichtig sei nur, woran man glaubt. Wer an die Schulmedizin glaubt, soll hingehen, und dann wird ihm geholfen.

Die Voraussetzung für eine erfolgreiche Behandlung ist das Verhältnis zwischen Heiler und Klient. Zum Heiler gehen ist wie eine Beichte, ein Sich-bewusst-machen, ein Schritt, den man wagt, oder auch ein Zulassen von etwas, das es eigentlich nicht geben darf.

Ich bin ein kritischer Mensch geblieben. Aufklärung und Kritik halte ich für wichtige Errungenschaften der Menschheit. Ich gehe nach wie vor zum Arzt und bin froh über die grandiosen Möglichkeiten, die moderne Medizin heute bietet. Dennoch hat sich mein Leben verändert. Ich habe wirklich angefangen neu nachzudenken über Krankheit, und entdecke meine Themen, die mich seit der Kindheit bestimmen. Darüber, wie ich leben möchte, darüber, was ich mir tagtäglich einrede zu sein, die Glaubenssätze, die Angst, eine schwere Krankheit zu bekommen, die Angst vor dem Tod, etc. Mein persönlicher Gewinn ist, dass ich keine Angst mehr vor Krankheit habe. Krankheit ist nichts Schicksalhaftes, keine unbekannte äußere Macht. Es gibt Zusammenhänge zwischen Krankheit und Lebenseinstellung, zwischen Psyche und körperlicher Manifestation, zwischen Glaube und Selbstheilung. Der menschliche Faktor darf einfach nicht außer Acht gelassen werden. Und die Chancen, die wir Menschen zur Heilung haben, sind riesig.

Wenn mich jemand fragen würde, ob Heiler Menschen gesund machen können, dann würde ich antworten: Ja. Aber nicht, weil meine Warze drei Monate nach dem Film mit Frau Hoch verschwunden war und sie mir erklärte, dass sie einfach mithilfe eines Teamfotos und ihrem geweihten Stroh einfach per Fernheilung weiter gebetet hatte. Es waren die vielen Begegnungen mit unterschiedlichen Heilern, bei denen ich mehr als 300 Behandlungen miterlebt habe. Vom Exorzismus über eine warmherzige menschliche Begegnung bis zur klugen psychologischen Beratung. Nicht jede wäre für mich persönlich in Frage gekommen. Einen seriösen Heiler kann nur jeder für sich selbst finden. Die erfolgreichsten Behandlungen waren diejenigen, bei denen spürbar war, dass

Heiler und Klient zusammenpassen und auf der gleichen »Wellenlänge« kommunizieren. Das menschliche Bewusstsein ist riesig, wir haben alle unsere Sinne, unsere Lebenserfahrung und unser Gespür, mit wem wir gut »können«. Das sollten wir nutzen.

    Andreas Geiger   im Oktober 2016

» Warze, Warze weiche,
dara, dara weg.

Anneliese Hoch
Haisterkirch, Oberschwaben

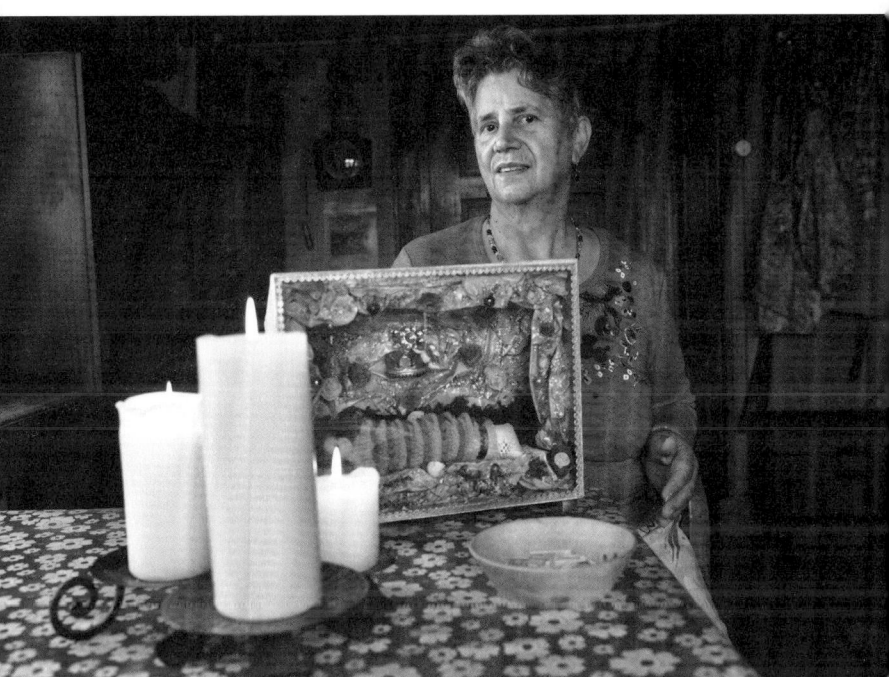

Scheint der Mond immer heller in die oberschwäbischen Schlafzimmer, dann weiß man rund um Bad Waldsee: Jetzt ist es bald wieder an der Zeit, zur Gesundbeterin Anneliese Hoch nach Haisterkirch zu fahren. Immer freitags nach Vollmond holt die 72-jährige Bäuerin einen ganzen Stapel Stühle aus der Scheune und stellt sie im Hof auf – ihrem Wartezimmer unter freiem Himmel. Denn dann kommen die Menschen in Scharen zu ihr und warten geduldig vor dem Haus, bis sie dran sind.

Der Blick von hier reicht weit übers Land. Bis zum Horizont sieht man nichts als Felder, über die sich oft ein wolkenloser Himmel spannt. Der abgelegene, freistehende Einödhof ist seit 1900 im Familienbesitz und dürfte bereits 1850 erbaut worden sein. Hundert Meter hinter dem alten Schuppen im Garten beginnt der Wald und zieht sich den Hügel hoch. Das Örtchen Haisterkirch liegt einen guten Fußmarsch entfernt, doch das Läuten der Kirchturmglocken hört man gut.

Sobald die Glocken zwölfmal schlagen, zündet Anneliese Hoch drei geweihte, dicke, weiße Kerzen auf dem Tisch in ihrer Stube an. Jetzt kann sie anfangen mit Beten, vorher nicht. Noch ist alles ganz ruhig, weit und breit kein Mensch zu sehen. Das ändert sich gegen 13 Uhr schlagartig. Dann parken die ersten Besucher ihre Autos direkt am Bauerngarten. Andere kommen zu Fuß über die Felder. Im Laufe des Nachmittags füllt sich der Hof rund um die blühende Magnolie zusehends. An die vierzig, fünfzig Leute sind es jeden Freitag nach Vollmond, denen Anneliese Hoch im Namen der Dreifaltigkeit Warzen wegbetet. Der Freitag als Termin ist dem Karfreitag geschuldet, die Zeit am Nachmittag der Sterbezeit Jesu, »unseres Herrgotts« – und der abnehmende Mond der unterstützenden Wirkung des Gestirns.

»Wenn's der Herrgott zulässt, passiert's.« Das sagt Anneliese Hoch jedem, der bei ihr an der Esstischecke auf dem Stuhl mit dem durchgesessenen Kissen Platz nimmt und darauf hofft, Warzen, Hauterkrankungen oder Schmerzen loszuwerden. Zweimal im Monat, an den Freitagen zwischen Vollmond und Neumond, behandelt sie die Leute im Minutentakt. Sie empfängt Alte und Junge mit einer unaufgeregten Mütterlichkeit. Hier gibt es für jeden ein warmherziges »Grüß Gott« und für die Kinder zum Abschied dann noch eine Süßigkeit. Trotz des Geheimnisses, das die Gesundbeterei umgibt, wissen die Menschen hier genau, woran sie bei Anneliese Hoch sind – und was sie bei ihr erwartet.

Es ist eine ritualisierte Welt im Takt von Kirchenfeiertagen und dem Lauf des Mondes, die man bei ihr betritt. Alles hat seinen Platz in der schlichten, vollgestellten Stube. Die Wände sind so dicht behängt, dass die vergilbte Tapete kaum noch zu sehen ist. Hier ist alles versammelt, was für Anneliese Hoch besondere Erinnerungen birgt. Ein folkloristisches Sammelsurium, das Zeugnis ablegt von einem einfachen, aber erfüllten Leben. Da sind alte Puppen in ihren besten Kleidern. Ein Foto vom Papst. Das bald 50 Jahre alte Hochzeitsfoto mit ihrem Rudi. Eine ganze Menagerie ausgestopfter Tiere, die im Oberschwäbischen daheim sind. Ein Eichhörnchen aus dem nahen Wald, ein Habicht, der in die Stromleitung geflogen ist. Auch etliche kleinere Vögel, die

Peterle, der Kater, nach Hause gebracht hat, ließen Anneliese und Rudi Hoch präparieren, als gelte es, das Andenken an gute Freunde lebendig zu halten.

Für Suse, die alte Hündin, stehen Leckerli auf dem Tisch vor dem Sofa. Im Videoregal finden sich Predigten und Prozessionen, die Anneliese Hoch mit ihrer Videokamera aufgenommen hat. Daneben stehen Mitschnitte der Fernsehsendungen, in denen sie selbst eine Hauptrolle spielt: Mehrfach schon wurde sie als traditionelle Gesundbeterin gefilmt. Überm Fernseher hängt ein Souvenirteller, der mit den Kapellen rund um Bad Waldsee bemalt ist. Da ist auch ›ihre‹ Kapelle abgebildet, die frisch restaurierte Sebastianskapelle. Neben der Tür ist ihre kleine Wetterstation. Auf datierten Fotos dokumentiert sie besondere Wetterereignisse – das ist ihr ganz persönliches Hobby. Allzeit griffbereit am Tischeck, wo die Leute freitags Platz nehmen, hängt ein Schuhlöffel.

Anneliese Hoch scheint beseelt von einer eigentümlichen Mischung aus unvoreingenommener Offenheit gegenüber allen Menschen, einer im Katholizismus verankerten tiefen Frömmigkeit, der selbstbewussten Unabhängigkeit bäuerlicher Lebensart und gelebtem Brauchtum, das sich in seinen Ritualen hier über die Jahrzehnte bewahrt hat.

Auffallend sind ihre Augen. Die sind besonders, das sagen ihr die Leute immer wieder. Anneliese Hoch nimmt das zur Kenntnis und zuckt mit den Schultern, lacht dann fast etwas verlegen und streicht sich mit den Händen über die Weste, die sie über dem Rock trägt. Da blitzt er richtig auf, dieser Lichtschimmer im satten Braun der wachen, dunklen Augen. Anneliese Hoch ist niemand, der sich selbst loben oder das Eigene hervorheben würde. Ein Pfarrer habe den Hof einmal als paradiesisches Fleckchen Erde bezeichnet, so erzählt sie.

Dem kann sie zustimmen, aber selbst liegt ihr jedes Eigenlob fern. Das, was sie macht, und weswegen die Leute seit Jahr und Tag zu ihr kommen, ist für sie »eine Gnade Gottes«. Ihr reicht das als Erklärung völlig aus, sie hinterfragt nicht. Und der Mutter, die mit ihrer Erstklässlerin heute als eine der Ersten beim Beten dran ist, der genügt das auch.

Das kleine Mädchen schlüpft aus den geblümten Söckchen und zeigt ihre Fußsohle. »Das ist eine Dellwarze. Das sind die schlimmen, die schmerzhaften«, erkennt Anneliese Hoch sofort. Sie greift in ein Schälchen auf dem Tisch und nimmt daraus mit Daumen und Zeigefinger drei »Stöckle«. So nennt sie die abgeschnittenen, nur ein paar Zentimeter langen Strohhalme von einem geweihten Bündel. »Dann gucken wir mal!« Sie macht damit dreimal das Kreuz über der Warze, murmelt »Warze, Warze weiche, dara, dara weg« wie eine Beschwörungsformel, sagt dreimal »Gott Vater, Gott Sohn und Gott Heiliger Geist«, pustet leicht über die Warze – und legt die benutzten Stöckle in einem Zewa-Wisch-und-Weg-Papiertuch ab. An die vierzigmal wird sie dieses Prozedere an diesem Nachmittag bei den unterschiedlichsten Menschen wiederholen. Bis zum Abend wandern so rund 120 benutzte Stöckle von der Schale in das Papiertuch. Wenn dann sozusagen Feierabend ist, wirft sie das Papiertuch mit den Strohhalmen in den Kachelofen und verbrennt sie.

Noch ist es früher Nachmittag. Draußen werden die Parkplätze knapp. Zehn Menschen warten. Einer geht, der nächste kommt – und alle warten geduldig, bis sie dran sind. Die Reihenfolge regelt sich von ganz alleine. Neulinge werden von Erfahreneren in den Ablauf eingeweiht. Im winzigen, aber windgeschützten Flur zwischen Haustür und Stube entsteht ein reger Austausch zwischen Einheimischen und Auswärtigen. Es geht um Windkraftanlagen und Hildegard von Bingen. Kräuter hängen an der Wand und verströmen einen würzigen Geruch. Drei alte Männer sitzen draußen vor dem Haus auf der Bank, unter der das Schöllkraut hochwächst, und schweigen einträchtig. Auf den Stühlen beim hofeigenen Brunnen nutzt eine junge Frau die Wartezeit zum Sonnenbad.

Vier, fünf Jahre wird es her sein, so erinnert sich Anneliese Hoch, da trafen hier an einem Freitagnachmittag zwei Brüder aufeinander. Der eine kam aus der Stuttgarter Gegend, der andere aus der Rottweiler. Beide hatten eine mehrstündige Autofahrt hinter sich und kamen aus entgegengesetzten Richtungen. Keiner wusste vom anderen. Seit 17 Jahren hatten sie sich nicht mehr gesehen. Denn der eine hatte nach dem Tod seiner Frau eine Geschiedene geheiratet – und das konnte der andere nicht »verleiden«, weshalb er den Kontakt abbrach. »Mussten die hierher kommen, um wieder Frieden zu haben?«, fragt Anneliese Hoch, wenn sie von dieser besonderen Begegnung erzählt. Die endete damit, dass sich die Brüder fest in den Arm genommen und endlich wieder miteinander gesprochen haben.

Meist sind es nur ein paar Minuten, in denen Anneliese Hoch drinnen am Tisch vor ihrem Herrgottswinkel mit den Leuten schwätzt. Und doch kennt sie von vielen die Geschichten. Sie weiß, wie es um die Familien bestellt ist, wo es keinen Nachfolger für die Landwirtschaft gibt, wem »dr Mann verlaufen ist«. Sie kennt die Leute hier, seit sie vor fünf Jahrzehnten auf den Hof eingeheiratet hat. Viele der Großmütter, die jetzt freitagmittags ihre Enkel zum Warzenwegbeten hierher bringen, haben genau so Landwirtschaft umgetrieben, Kinder großgezogen und sich selbst nie geschont wie Anneliese Hoch selbst. Sie müssen Anneliese Hoch nichts erzählen von Schmerzen in den Gelenken und den alltäglichen Sorgen. Das kennt sie alles selbst. Derweil plappern die Enkel munter in sehr gemäßigtem Schwäbisch drauflos und unterscheiden sich wenig von Alterskameraden in einer Kleinstadt. Ihre Eltern arbeiten kaum noch in der Landwirtschaft, sondern pendeln bis nach Memmingen zum Arbeiten. Auf die Kinder passen derweil die Großmütter auf, und denen liegt Anneliese Hoch weitaus näher als der Hautarzt. Und die ist auch gleich fertig und sagt: »Jetzetle, sodele. Darfst dir noch was aus der Schleck-Dose heraussuchen.«

Als hier vor vierzig Jahren noch zu jedem Haus ein Stall und ein Misthaufen gehörten, da holten die Bauern und Landwirte Anneliese Hoch zum Wegbeten, wenn die Kühe Warzen am Euter hatten oder ein Kälble unter Flechten litt. So ist sie abends noch über die Höfe gezogen, wenn sie im eigenen Stall fertig war. Ihr Mann Rudi hat sein Leben lang auf dem Bau gearbeitet und ist ihr nach Feierabend und an den Wochenenden in der Landwirtschaft zur Seite gestanden.

Die jahrzehntelange schwere körperliche Arbeit hat bei beiden Spuren hinterlassen. Gejammert wird nicht, auch wenn es Gründe dafür gäbe. Beim Strohabladen ist Anneliese Hoch vor Jahren so gestürzt, dass der Meniskus im rechten Knie gerissen ist. Der Termin zur Operation stand bereits fest. Aber dann hatte ihr Mann Herzrhythmusstörungen und draußen liefen die Mähdrescher. Da konnte sie unmöglich weg und hat die Operation abgesagt. Ihr Hausarzt hat ihr damals gesagt, es könnte auch so gehen, wenn sie eins beherzige: »Nicht hinknien – auch nicht in der Kirche!« Daran hält sie sich.

Ihre Landwirtschaft haben die Eheleute Hoch vor 15 Jahren altershalber aufgegeben. Seither stehen keine Kühe mehr im Stall und es bleibt mehr Zeit für den Gemüsegarten, in dem auch Tränendes Herz und Buchs seinen Platz hat. Anneliese Hoch kocht bis heute auf einem Holzherd, hinterm Haus lagert Brennholz für mehrere kalte Winter.

Außer nach den Jahreszeiten und dem Mond richtet sich Anneliese Hoch immer auch nach dem Kirchenkalender. Ein besonders wichtiger Tag ist für sie der 20. Januar. Da wird mit einer Prozession von Haisterkirch aus zur Wallfahrtskapelle oben im Wald das Sebastiansfest gefeiert. Wer laufen kann, pilgert den Weg Station zu Station zu Fuß hoch – bis auf 758 Meter über dem Meeresspiegel. Anneliese Hoch ist viele Male hochgelaufen, und noch immer ist sie mit Begeisterung dabei, wenn es um den Heiligen Sebastian geht. Er gehört zu den vierzehn Nothelfern und wird in Oberschwaben als Helfer bei Pest und Viehseuchen verehrt. Hier in der schmucken kleine Kapelle, beim »Bastiane«, ist Anneliese Hoch ganz besonders gern. Immer wieder zündet sie vor dem Altar eine Kerze an, hält Einkehr und singt dem Heiligen Sebastian zu Ehren ein Kirchenlied.

Ansonsten hat sie viel zu tun: Im Frühjahr und Sommer sammelt die kräuterkundige Bäuerin Königskerze, Frauenmantel, Ringelblume, Goldrute, Melisse, Salbei, Pfefferminz, Lavendel, Dill, Schafgarbe, Wermut, Johanniskraut, Bärlauch, Baldrian, Fenchel, Spitzwegerich und was sonst noch blüht, angepflanzt rund ums Haus, oder wild auf den Wiesen. Daraus bindet sie den traditionellen Kräuterbüschel, den sogenannten »Weihwisch«. Nach alter katholischer Tradition wird er aus Kräutern, Blumen und Würzpflanzen gebunden. Er geht auf die Legende zurück,

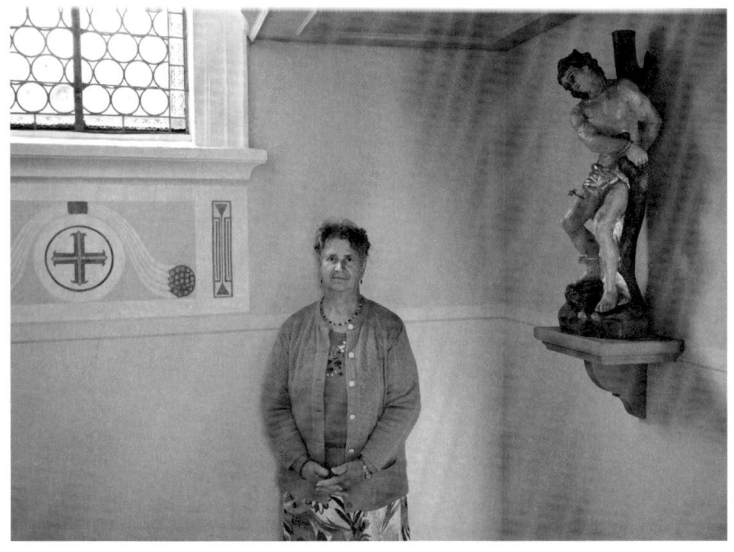

wonach beim Öffnen des Grabes der Gottesmutter kein Leichnam gefunden wurde. Stattdessen hätten die Apostel Lilien und andere fruchtbare Gewächse entdeckt und einen wundersamen Kräuterduft gerochen. Im Gedenken an diese Begebenheit wurden im Mittelalter Kräuterbüschel an Maria Himmelfahrt am 15. August geweiht, damit sie als duftender »Weihwisch« den Segen Gottes in die Häuser tragen.

Anneliese Hoch glaubt an dessen Schutz wie an den des Gewitter-Gebets, das sie sich an die Wand gehängt hat:

Es ging eine Frau übers Land / Sie trug ihr Kind auf der rechten Hand / Das Kind schaut ihr über die Achsel hinaus / Ach Gott, was kommt da für ein schweres Wetter herauf / Ach Gott, lass das Wetter beschwört sein / Heb' auf Deine heilige weite Hand / Und segne das Wetter wohl aus dem

Land / Wohl aus dem Land. Wohl über die Berge / Und lass die Steine zum heiligen Wasser werden.

Ob nun einer katholisch oder evangelisch getauft oder ob er Moslem ist – für Anneliese Hoch spielt es keine Rolle, für wen sie betet: »Der Herrgott isch oins!«. Ihre Tür steht jedem offen: »Kommen darf jeder.« Dabei ist es ihr ganz recht, wenn die Leute vorher anrufen. Da fragt sie dann genau nach: »Um was geht's?« Nicht, dass die Leute umsonst den Weg zu ihr auf sich nehmen. Und nicht, dass ihr mit ganz Fremden »was Ungerades« ins Haus kommt.

Wem der Weg zu weit ist, den bittet Anneliese Hoch um ein Foto. Der Ausdruck einer Handy-Aufnahme tut es auch. Hauptsache, sie sieht den ganzen Menschen vor sich und hat im Idealfall noch eine Detailaufnahme der Warze dazu. Solche Bilder heftet sie in einem Ordner ab, und den nimmt sie sich dann bei abnehmendem Mond gesondert vor. Da sind dann Extremfälle wie der Junge aus Norddeutschland mit einer nahezu die gesamte Handfläche bedeckenden Warze, dem die Ärzte auch operativ nicht helfen konnten. Ein Mädchen, dem eine einen Zentimeter lange Warze aus der Nase ragt. Und immer wieder auch Menschen, die unter einem Ausschlag leiden, Hautkrankheiten – »heute sagt man Neurodermitis«, so Anneliese Hoch.

Die meisten ihrer Gebete kann sie auswendig. So auch das bei Gürtelrose: »Unser Herr Jesus Christus zog durch das Land / er hielt eine glühende Rose in seiner Hand. Er zog immer wieder durch das Land / bis die glühende Rose aus seiner Hand verschwand.«

Abschließend, so Anneliese Hoch, ist dreimal das Kreuzzeichen zu machen und dreimal das Vaterunser zu beten – ausschließlich bei abnehmendem Mond.

Immer wieder sprechen Menschen bei Anneliese Hoch vor, die sie um Hilfe und Gebete gegen Krebs anflehen. Doch in diesen Fällen kann Anneliese Hoch nicht helfen, so gerne sie es auch täte – und das sagt sie auch. Sie kann höchstens versuchen, die Schmerzen zu lindern. Genau darauf setzt auch die Krankenschwester, die vor wenigen Tagen eine Erkrankung diagnostiziert bekam, über die sie unter vier Augen mit Anneliese Hoch sprechen will. Ihr sei klar, so sagt sie, dass Anneliese Hoch dagegen wenig ausrichten kann. Aber wenn sie wenigstens wegen der Schmerzen beten könne, dann bleibe ihr womöglich selbst genügend Kraft, um die Erkrankung auch mithilfe der Schulmedizin durchzustehen. So hat sie es schon bei ihrer Schuppenflechte gehalten. Da hat sie alle ärztlich verordneten Salben und Medikamente angewendet und gleichzeitig regelmäßig die Gesundbeterin aufgesucht – die ja auch eher zur Schulmedizin rate als davon abhalte. Sich selbst bezeichnet die Krankenschwester als gläubig, aber nicht religiös. Anneliese Hoch beeindrucke sie, weil die sich so »authentisch und unverstellt« jedem widme, dass man sich immer wieder frage: Woher nimmt sie ihre Kraft?

Anneliese Hoch betet dann für sie:

Heute ist der heilige Samstag, den die Juden ihren Sonntag nennen / Sie essen das Fleisch, doch das Schwein am Öl meiden sie / Ihr Schmerzen gebt all euer Ziehen und Beißen nach.

Draußen im Flur hat sich derweil ein Gespräch über Kräuter als Hausmittel und die Verlässlichkeit des Mondkalenders ergeben. Es ist eine Art volks- und naturkundliche Info-Börse, bei der es um den richtigen Zeitpunkt für das Einsähen von Radieschen wie auch fürs Holzeinschlagen geht. Da tut der Name des Einzelnen nichts zur Sache; der Mond als Freund und Helfer wird von allen geschätzt. Auch bei der Schulmedizin und beim Kassensystem ist die Runde sich einig. Eine alte Frau bringt die Vorbehalte auf den Punkt: »Es isch halt so: Wenn du Patient zweiter Klasse bist – nicht privat versichert, keine Zusatzversicherung hast und nur eine einfache Krankenkassen-Karte – dann wird's schwierig. Und noch schwieriger wird's, wenn du dann auch noch siebzig Jahre auf dem Buckel hasch.« Reihum nicken alle und seufzen einhellig. Dann geht die Tür auf und Anneliese Hoch fragt nach: »So, jetzt, wer ist als Nächstes dran?«

Anneliese Hoch verlangt nichts fürs Beten: »Es ist eine Gnade vom Herrgott, dass ich das darf. Wenn mir jemand was geben will, dann kauf ich geweihte Kerzen davon oder gebe den Kindern was ins Kässle, wenn sie fürs Schullandheim sammeln.« Für sich selbst behält sie nichts von diesem Geld, das hin und wieder in ihr Sparschwein auf dem Tisch gesteckt wird. Und freut sich dann aber sehr, als ein Mann Mitte Dreißig mit seiner einundhalbjährigen Tochter hereinkommt und einen Fünfer in das Schwein steckt. Nein, für ihn müsse man nicht mehr beten. Er wolle sich einfach nur bedanken, so erzählt er: »Wir waren ja beim letzten Mal schon da und drei Tage später war die Warze von Amelie verschwunden! Wir waren ganz geplättet!«

Die Warzen sind überall. Auf den Fußsohlen, zwischen den Zehen, an den Händen, Knöcheln, im Dekolleté. Bei manchen braucht man viel Geduld, sagt Anneliese Hoch: »Bei den einen fallen dicke Warzen nach ein-, zweimal Beten ab. Andere kommen zwei Jahre und es tut sich wenig.« Je älter eine Warze ist, desto länger brauche es, bis sie abfalle. Vielleicht auch eine Kopfsache, vermutet die Oberschwäbin.

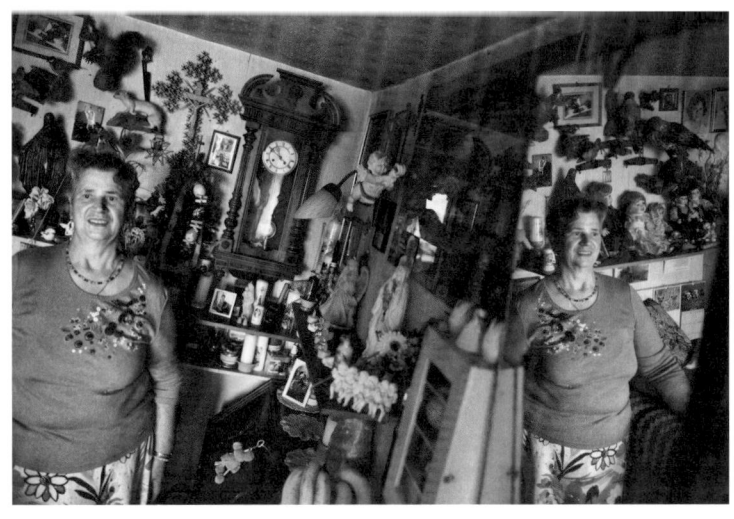

Sie macht sich keine großen Gedanken darüber. Für besonders hartnäckige Fälle hat sie noch etwas anderes parat: Karfreitagswasser. Welche Bewandtnis es damit hat, erzählt sie oft an diesem Nachmittag: In der Nacht auf Karfreitag hat sie das Wasser draußen an der hofeigenen Quelle vor Sonnenaufgang geschöpft und kein Wort gesprochen, bis sie die Hausschwelle übertreten hatte. So habe es ihr der Sohn von der verstorbenen Maria Sproll erzählt, von der sie das Warzenwegbeten übernommen hat. Und jetzt versuche sie das einfach mal. Aufmunternd fordert sie dazu auf, mit dem Finger etwas Karfreitagswasser auf die Warzen zu tupfen. »Vielleicht hilft es ja.«

Anneliese Hoch wurde 1945 in Aulendorf geboren. Ihre Mutter war Bauernmagd, von ihrem Vater weiß sie nichts. Eine Schwester wurde vom Vater zur Stiefmutter geholt, weil diese keine Kinder bekommen konnte – »so war das halt damals«. Die kleine Anneliese ist in Wolpertshausen zur Schule gegangen. Als junge Frau hat sie in der Nähe von Tettnang gelebt, bis sie vor fünfzig Jahren ihren Rudi kennengelernt und geheiratet hat. Mit ihm hat sie einen Sohn.

Zum Warzenwegbeten kam Anneliese Hoch Anfang der 1980er Jahre. Damals war sie mit den Kindern einer kranken Freundin zwei, drei Dörfer weiter bei einer Frau, damit die den Kindern die Warzen wegbete – Maria Sproll. Sie habe ihr damals gesagt: »Du musst nicht mehr extra hierher kommen. Du kannst das selbst. Nimm Papier und schreib dir das Gebet ab. Und wenn ich nicht mehr bin, dann machst du das weiter.«

Und Anneliese Hoch macht noch immer weiter – seit bald vierzig Jahren. Beugt sich auch an diesem Freitagnachmittag über eine Warze nach der anderen, betet und bekreuzigt. Berät alte Bekannte, was sich wegen der Flechte ihres Rennpferdes machen ließe. Erklärt einer Frau in Bikerkluft, die zum ersten Mal hier ist, was sie macht. Kümmert sich um ein Mutter-und-Sohn-Gespann, das regelmäßig vom Bodensee zu ihr hochfährt. Der Sohn hat zahllose Warzen an den Händen – weshalb ihm sein Chef eindringlich gebeten habe, er solle etwas dagegen tun. »Da brauchet mir Geduld. Wir hoffen halt, gell!«, sagt Anneliese Hoch.

Einer nach dem anderen kommt bei ihr dran. Zum Abschied sagen die meisten: »Gott vergelt's!« und Anneliese Hoch antwortet dann: »Gott segne's!« Und schließlich, kurz vor halb sechs, steht nur noch ein Auto auf dem Hof. Für den jungen Handwerker und seine Frau nimmt sich Anneliese Hoch etwas mehr Zeit. Die Frau stammt aus Südamerika und tut sich noch etwas schwer damit, in Oberschwaben heimisch zu werden. In der Bauernstube mit der Eckbank und dem Kruzifix im Herrgottswinkel fühlt sie sich sichtlich wohl. Anneliese Hoch gibt ihr mit einer festen Umarmung zum Abschied etwas Seelentrost mit auf den Weg. »Manchmal«, so sagt Anneliese Hoch, »ist ein bisschen Herzenswärme noch wichtiger als das Warzenwegbeten.«

Und dann ist der Freitagnachmittag auch endgültig vorbei und draußen dämmert es schon. Anneliese Hoch bläst die Kerzen aus, wirft die benutzten Stroh-Stöckle in die Feuerklappe am Kachelofen und macht mit dem Gesundbeten erstmal Schluss – bis zum nächsten Freitag nach Vollmond.

» Es nützt nichts, herauszufinden,
dass man in einem früheren Leben
mal jemand anders war.
Man muss daraus auch was lernen!

Jakob »Köbi« Meile
Wattwil, Schweiz

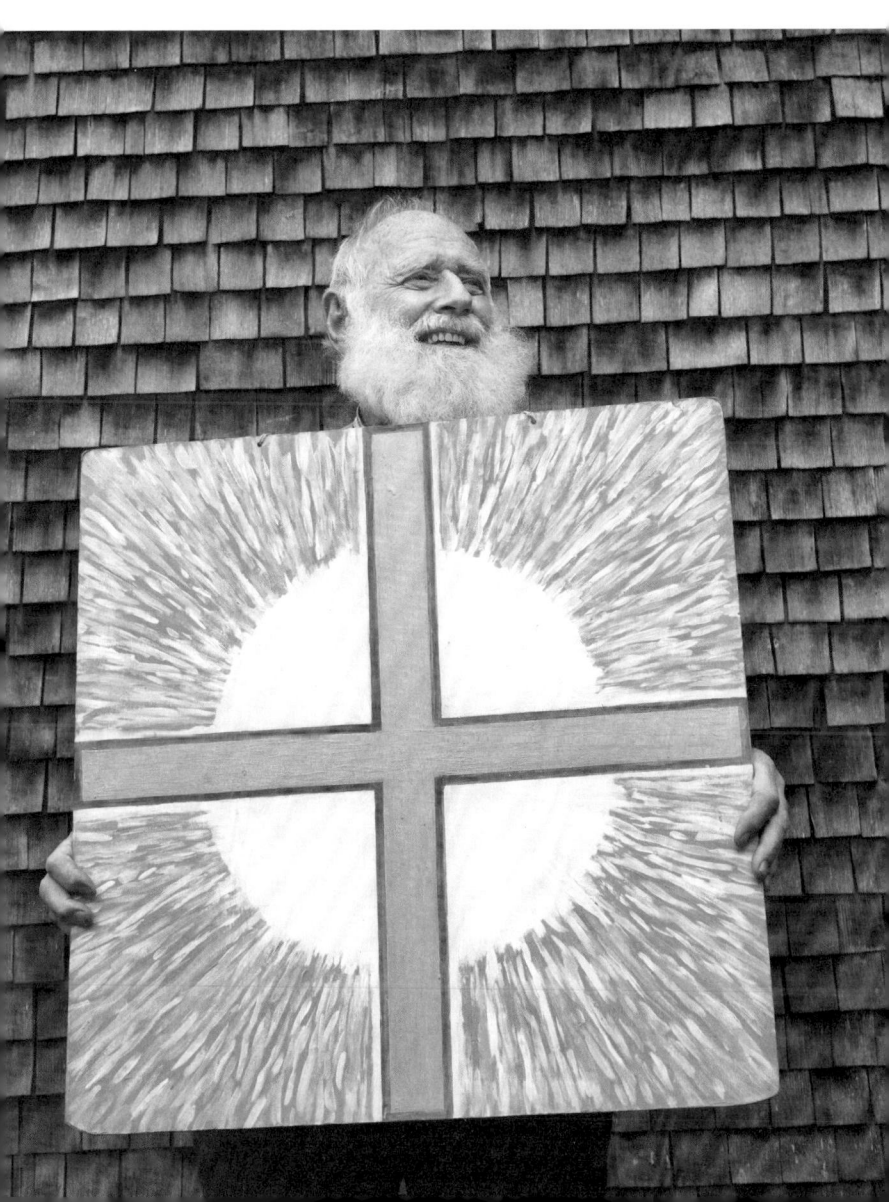

Mit seinem weißen Rauschebart sieht Jakob Meile so aus, wie sich kleine Kinder den lieben Gott vorstellen. Der Mann aus den Bergen trägt auch beim Gang in die Stadt trittsicheres Schuhwerk und Hosenträger mit Edelweißstickereien. An den Schwielen seiner großen, mächtigen Händen sieht man, wie hart er körperlich gearbeitet hat. Köbi, wie ihn alle nennen, ist jetzt 75 Jahre alt. Eigentlich erwartet man von dem drahtigen, kräftigen Mann mit dem wettergegerbten Gesicht und dem biblischen Bart eine knorrige, tiefe Stimme. Doch was er zu sagen hat über Autosuggestion und Selbstheilungskräfte, über Rückführungen und den Frieden unter den Menschen, das trägt er wieder und wieder mit einer flüsternden, sanftmütigen Stimme vor. Grad so, wie es der Franzose Émile Coué vor 100 Jahren zur »Selbstbemeisterung« empfohlen hat. Denn dessen Erbe trägt Köbi als Schweizer »Hinweisgeber« fort.

Jakob Meile ist 1942 als Sohn einer Bergbauernfamilie in Wattwil zur Welt gekommen. Er ist im Kanton Sankt Gallen aufgewachsen. Vom Schulunterricht wurde er freigestellt, bereits als Neunjähriger verbrachte er seinen ersten Sommer als Hirte für drei Monate auf der Alp. Mit 15 Jahren hat er sich dann mal hier, mal dort als Knecht verdingt. 14 Sommer verbrachte er auf der Alp und kümmerte sich dort von früh bis spät um die Tiere. Zum Nachdenken blieb in den Bergen wenig Zeit. Dort gab es immer was zu tun. Doch ganz gleich, wann Feierabend war – den Alpsegen für Mensch und Tier rief er jeden Abend von Alm zu Alm. Selbst wenn es schon auf Mitternacht zuging, rief er dazu durch das Butterfass als Trichter mit einem Ave Maria noch die Heiligen an, sie mögen die Alp vor Steinschlag und das Vieh vor Krankheit schützen.

Mit 34 Jahren kam Köbi, wie er sich selbst nennt, wieder ins Tal und machte in einem kleinen Dorf bei Glarus eine eigene Sattlerei auf. Er dengelte Glocken und verkaufte dazu Riemen für Pferde und Kühe, die kunstvoll mit Sprüchen wie »In uns ist die Kraft, die Wunder schafft« bestickt waren. 28 Jahre führte er dieses Leben als Sattler mit seiner Frau und ihren vier Kindern. Bis eines Morgens die Hände einfach nicht mehr mitmachten und er wusste: Das war's. So kann es nicht weitergehen. Er suchte sich einen Nachfolger für die Sattlerei und ging für weitere drei Jahre wieder rauf auf den Berg, auf die Alp. Wieder raus aus der engen Werkstatt, näher zum Himmel.

Jetzt lebt er schon seit einigen Jahren oberhalb von Wattwil mit Blick auf den Säntis im Nebengebäude des Hofes seiner Freundin Ursula. Köbi hilft Ursula und ihrem Mann bei allem, was in der Landwirtschaft ansteht. Gleich neben der Küche mit dem alten Holzherd, auf dem er sein Mittagessen köchelt, hat er seine Kammer. Da steht sein Computer und lagert stapelweise seine selbstverfasste »Glückspost«. Hier arbeitet er und empfängt seine Besucher.

Im Winter braucht es Schneeketten, wenn man zu Köbi hochfahren will. Im Sommer während der Heuernte sind die Chancen gering, ihn daheim anzutreffen. Und auch sonst empfiehlt sich ein Anruf vorab; Köbi ist viel unterwegs zu Vorträgen und Seminaren in der ganzen Schweiz. Zeit, um sich mit seiner Pfeife auf die Bank vor den alten Hof zu setzen, hat er nur selten.

Sein Telefon klingelt recht oft. Mehrmals täglich wird er um Rat gefragt. Manchmal muss er dabei von vornherein klarstellen: »Nein, ich bin kein Hellseher. Ich mache Rückführungen. Aber ich nutze meine Verbindung in die geistige Welt nicht, um in die Zukunft zu sehen.«

Dann sind da die vielen persönlichen Mails, die er beantworten muss. Seine öffentlichen Meditationen, Vorträge und Seminare, bei deren Vorbereitung ihm Ursula hilft. Zweimal im Jahr stellt er die »Glückspost« zusammen, ein Heftchen, in dem er erzählt, was er erlebt. Mit Schutzengeln. Durch die Macht des Wortes. Zwischen Tod und Leben. Die beispielhaften Geschichten sollen leicht verständlich aufzeigen, wie sich Probleme lösen lassen – für jeden selbst. Dazu schreibt er auf, was er für »wundersame Begegnungen mit Menschen und umherziehenden Seelen« hat. Und druckt auch Zuschriften von Menschen ab, denen er helfen konnte. Ergänzt wird die Geschichten-Sammlung mit Tipps zu Hausmitteln wie etwa Wickel aus Kohlblättern. Hinzu kommen grundsätzliche Gedanken, die sich Köbi über Gott und den Lauf der Welt macht. Bei denen bezieht er sich auf den zwischenzeitlich verstorbenen Lebensberater und Rückführungstherapeuten Alexander Gosztonyi aus Zürich. Der sagte: »Gott stellt den Menschen nicht auf die Probe. Er straft nicht, er zwingt nicht, er fordert nichts, was der Mensch nicht leisten könnte. Er liebt. Gott umfasst alles, was es gibt, und er umfasst alles mit Liebe. Darum ist es sinnvoll.«

Den Ausschlag für Köbis erste »Glückspost« im Herbst 2009 gab ein Hausverkauf, bei dem er sich so richtig hereingelegt fühlte. Diese Geschichte hat ihn sehr gewurmt. Aber Wut nützt ja nichts, hat er sich dann gesagt – die macht nur krank. Also hat er sich darauf verlegt, Licht und Liebe an den

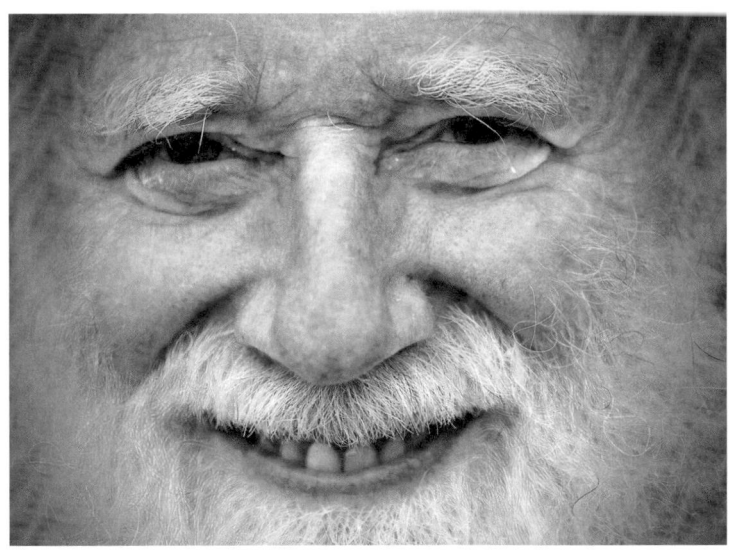

Verursacher des Ärgers zu senden – und die »Glückspost« ins Leben zu rufen, voller Mutmach-Geschichten. Sie erzählen allesamt: Oft kann man sich schon durch eine innere Änderung der Einstellung oder Haltung selbst helfen und Lebens- wie auch Gesundheitskrisen meistern. Und man kann das Glück buchstäblich herbeireden.

Köbi ist selbst ein wandelnder Glücksbote, wenn man so will. Tagaus, tagein trägt er ein hellblaues Hemd mit den schräg laufenden Zierborden, auf denen zigfach »Glückspost« zu lesen ist. Er heilt nicht selbst, so sagt er, sondern zeigt den Weg zum eigenen Helfer, den jeder in sich trage: »Ich bin nur da, um zu führen. Zu begleiten.« Plötzlich ist seine Stimme ganz fest und kräftig, als er daran erinnert: »Jesus hat nicht gesagt: ›Du bist geheilt.‹ Er hat gesagt: ›Dein Glaube hat dir geholfen.‹«

Derzeit kann man elf gleichschenklige Kreuze in Köbis Kammer zählen. Sie hängen an der Wand, stehen auf den Regalen, lehnen am Fenster. Schon morgen können es mehr sein. Immer wieder malt er ein neues. Mal kleiner, dann wieder größer – aber immer gleichschenklig. Mit dem leidenden Jesus am Kreuz und der christlichen Ostergeschichte hat das alles nichts zu tun. Köbi hat schlichtweg festgestellt, wie kraftspendend es ist, solche Kreuze zu malen. Erst mit Filzstift, inzwischen mit echter Goldfarbe – zumindest für die Strahlen. Doch dieses Farbtöpfchen ist fast schon wieder leer – »s'Gold war schon immer knapp beim Köbi«, sagt er, und lacht, dass die Zähne nur so blitzen.

Es sind einfache Lösungen und Hilfestellungen, die Köbi bevorzugt. Ihm ist es ein Bedürfnis: »Man möchte das weitergeben, was man im Herzen spürt!« Und genau da, tief in der Brust, da spürt er oft tiefes Mitgefühl.

Köbi hat schon selbst den Tod gefürchtet. Mit Ende dreißig sei es ihm körperlich so schlecht gegangen, dass er schon sein Ende nahe wähnte. Damals steckte ihm eine Ordensschwester ein Heftchen von dem französischen Apotheker Émile Coué zu, das dieser vor über 100 Jahren verfasst hatte: »Die Selbstbemeisterung durch bewusste Autosuggestion.« Köbi hatte größte Zweifel und sandte das Büchlein zurück: »Daran glaub ich nicht.«

Als dann ein Vortrag über Coué in der Nähe stattfand, ging er doch hin. Dort erlebte er am eigenen Leib, dass positive Worte genauso helfen können wie Medikamente: »Ich habe gesehen, wie Worte wirken. Nach diesem Vortrag konnte ich meine Herzmedikamente zur Seite legen.« Und auch bei anderen Beschwerden spürte er nach und nach eine Besserung, nachdem er morgens und abends damit begonnen hatte, jeweils zwanzigmal den Spruch von Coué zu wiederholen: »Es geht mir jeden Tag in jeder Hinsicht immer besser und besser.« Nach und nach sei ihm klar geworden: »Der Helfer ist in dir.« Und so sei er mit der Zeit dann auch aufs »Mediale« gekommen, die geistige Welt. Habe sich immer mehr darin geübt, sich selbst gut zuzureden. Die Probe aufs Exempel habe er dann beim Zahnarzt gemacht und dort für sich selbst den Beweis erbracht: »Ich spüre nichts!«

Seit seiner ersten Begegnung mit der Coué-Methode sind vier Jahrzehnte vergangen und Köbi ist nach wie vor geistig rege, körperlich fit. Genau das war schon als Kind sein Traum: Menschen in Not helfen – ohne dass sie von ihm abhängig werden. Mit den richtigen Worten könne sich jeder selbst heilen – und das auch noch zum Nulltarif. Ob man nun daran glaubt, dass es einem jeden Tag in jeder Hinsicht besser geht oder nicht, das ist sich gleich: »Du musst diesen Satz nur so laut sagen, dass du ihn selbst hören kannst.« Das ersetze zwar keinen Arzt, könne aber von jedem selbst angewandt werden: »Der Arzt näht eine Wunde zusammen, aber das Zusammenwachsen passiert ja in einem selbst.« In sich selbst habe jeder »geistige Führer, Meister, Verstorbene, die uns führen – wenn wir uns helfen lassen«. Er, Köbi, könne den Weg zum inneren Helfer weisen – »und wenn es möglich ist, geht es dir dann besser«.

Manchmal ist es nicht möglich. Dann, so Köbi, rumort im Inneren noch ganz was anderes. Oft seien das ungelöste Konflikte und Probleme aus einem vorigen Leben. Die können gesundheitliche Probleme verursachen. Er rät: Wer mit Schmerzen von Arzt zu Arzt gehe und keine Hilfe finde, bei dem sei ein Blick in das vorherige Leben angebracht. Auch wer nachts mit einem komischen Gefühl aufwache, dem empfiehlt Köbi, zu schauen, wo dieses Gefühl herrührt. In sich hineinzuhorchen, mit wem noch etwas zu klären sei. Für sich zu prüfen, wo noch eine Versöhnung anstehe. Denn wer seine Gefühle nicht achte, bei dem melde sich irgendwann der Körper mit Krankheiten.

Jeder Schmerz, so Köbi, wolle uns etwas sagen, auf einen Missstand aufmerksam machen. »Man muss schon die Ursachen angehen, nicht nur Pillen nehmen.« Wenn man Schmerzen oder Gefühle ignoriere, dann sei das so, als klebe man beim Auto die rot leuchtende Ölwarnlampe ab – »bis der Karren dann plötzlich stehen bleibt«.

Zu Köbi kommt der Jungbauer, der nur eine Niere hat und nachts einnässt. Die Frau, der der tote Schwiegervater im Traum begegnet. Eine feine, ältere Dame aus Zürich, die keine Freude mehr am Leben hat. Und auch der sehr füllige Theo aus dem Wallis, der ein Fleisch- und Wurstproblem hat. Der von früh bis spät ständig essen könnte: Rindfleisch, Schweinefleisch, Lammfleisch, Ziegenfleisch. Ihm schmeckt jede Art von Fleisch und Wurst, und das so sehr, dass er nun schon Gelenkschmerzen davonträgt. Er hört gar nicht mehr auf, über Wurst und Fleisch zu sprechen. Köbi lässt den Wortschwall über sich ergehen und muss dann herzhaft lachen, als er Theos Geschenk in Empfang nimmt: einen ganzen Korb voller Wurstwaren. Was soll er dazu sagen? Vielleicht hin und wieder entgiften, schlägt er pragmatisch vor. Und kaum ist der füllige Theo zur Tür hinaus, da holt er sich ein verkohltes Stück Holz aus dem Holzofen, bricht ein paar Stücke ab, zermörsert sie im Glas, füllt das mit Wasser auf und rührt kräftig um. Er hält das Glas mit der schwarzen Flüssigkeit in seinen rußigen Händen und sagt: »Das ist bis jetzt das beste Mittel zum Entgiften.« Er erzählt, wie ihm auf der Alp ein Kalb am Durchfall gestorben ist, obwohl es der Arzt gespritzt hatte. Am nächsten Tag erkrankte ein weiteres Kalb – und dieses Mal gab er dem Tier sofort zerbröselte Holzkohle in Wasser aufgelöst zu trinken. Nach ein paar Stunden sei dieses Kalb wieder tadellos gesund gewesen. Auf der Alp habe die Holzkohle mehrmals innerhalb kurzer Zeit beste Dienste getan, wenn Rinder plötzlich Blutdurchfall hatten. Erst später habe er gelesen, dass Kohle Gift aufsaugt. Er setzt das Glas an und scherzt: »Ich trink das jetzt mal, damit ich nicht mehr so giftig bin.«

Köbis Sache ist es an und für sich nicht, anderen gute Ratschläge zu geben. Er stellt lieber Fragen und führt dorthin, wo jeder seine eigenen Antworten findet: Tief in den eigenen Erinnerungen. Seine Methode dazu ist die Rückführung und die leitet er immer mit der gleichen Eröffnung ein: »Wir danken der geistigen Welt, dass sie uns zusammengeführt hat und wir sie fragen und bitten dürfen.«

Er sagt, er öffne so die Tür ins vorherige Leben. Konkreter erklären kann er das nicht: »Das kommt von oben. Das ist ganz einfach, das braucht nichts Spezielles.« Nein, riskant sei das nicht – da könne keiner verloren gehen. Aber gegebenenfalls könne man da eine große Chance ergreifen, denn durch Rückführungen werde das Verständnis für die Mitmenschen anders. Und: »Wer seine Probleme in diesem Leben nicht löst, kämpft im nächsten Leben wieder damit.«

Deshalb sitzt Bernhard jetzt auf dem Stuhl gegenüber von Köbi und schließt die Augen. Der Mittfünfziger hat immer wieder das gleiche Beziehungsproblem: Immer nach sieben Jahren verlassen ihn seine Partnerinnen, meist alleinerziehende Frauen, die in einer Notlage stecken. Köbi bringt ihn langsam mit ruhiger, monotoner Stimme zur Ruhe: »Du bist ganz entspannt. Vor dir siehst du ein altes Haus mit einem alten Garten. Kannst du das sehen? Da sitzt eine einfach gekleidete Person, jedoch voller Liebe, auf einem Bänkli. Weißt du wer das ist?« »Ja, mein Großvater.« »Und was macht der Großvater? Will er dir was sagen?« »Ja. Er führt mich in eine alte Burg oder ein Kloster.« »Und was siehst du da?« Bernhard beginnt zu weinen. Als was er sich sehe? Als Priester. Was er da mache? Bernhard schweigt, dann bricht es aus ihm heraus: Er quäle Kinder im Keller, foltere sie, lege sie auf glühende Kohlen und peitsche sie, bis die Haut nur noch in Fetzen runterhänge – und die Kinder tot seien. Köbi fragt weiter, bohrt nach. So stellt sich nach und nach heraus, dass Bernhard ein mächtiger Abt in einem Kloster ist, wohl im Mittelalter, denn auch der Adel und die Herrschenden können ihm nichts anhaben und einige beliefern ihn sogar mit Kindern. Köbi will es genauer wissen: »Woher kommen die Kinder?« Verzweifelte Frauen bringen sie zu ihm ins Kloster, weil sie die Kinder selbst nicht versorgen können. Weil er Macht über sie hat. Weil er sie zu allen möglichen Grausamkeiten zwingen kann.

Bernhard weint, fällt aus seinem tranceähnlichen Zustand zurück in die Gegenwart. Doch Köbi bleibt hart: »Schau hin, wer ist da noch im Raum? Was sagen die Frauen zu dir?« Bernhard weicht der Antwort aus, stellt psychologische Überlegungen an und den Bezug zu seiner heutigen Situation her. Köbi beharrt darauf: »Du musst selber da hindurchgehen. Du musst dir das, was du einmal getan hast, ganz bewusst machen und du musst die, denen du etwas angetan hast, um Verzeihung bitten. Dann bitten dich auch die anderen um Verzeihung.«

Köbi geht davon aus, dass alles Leid auf Erden von uns selbst verursacht wird. Die Seele gehe zunächst durch das Mineralienreich, das Pflanzenreich, das Tierreich – und

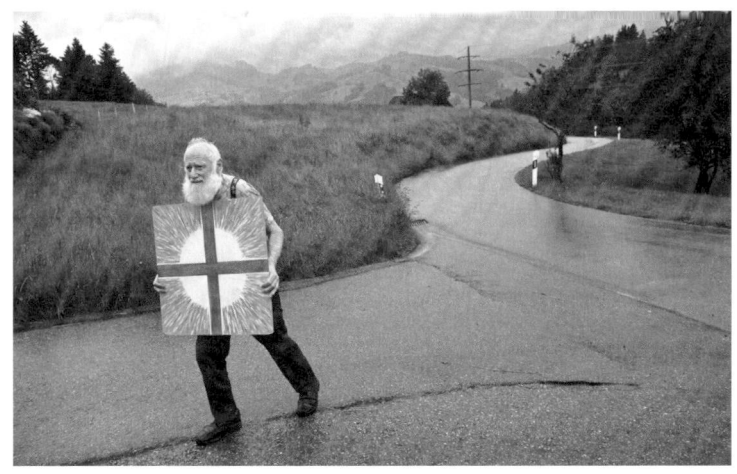

reinkarniere dann erst als Mensch. So hat er es von seinem Therapeuten gelernt. Und weiter: »Jedes Mal, wenn wir in den Tod hinübergehen, werden wir geschult, damit wir etwas verbessern können.« Wenn man dennoch nichts ändere, habe man immer wieder mit den gleichen Problemen zu kämpfen. Bis man etwas dazugelernt habe. Anfangs werde man zu den Eltern geschickt, durch die man weiterkommen kann. Mit der Zeit könne man sich die Eltern dann selbst aussuchen – je nachdem, wie weit man sich entwickelt habe. Auf jeden Fall füge jeder gerade am Anfang anderen viel Leid zu. Und dieses Leid widerfahre jedem irgendwann wieder selbst.

Für Köbi steht deshalb fest: »Es nützt nichts, herauszufinden, dass man in einem früheren Leben mal jemand anders war. Man muss daraus auch was lernen!« Keiner könne jemand anderem die Schuld daran geben, dass sein Leben »verschissen« sei. Immer, so sagt Köbi, ist man selbst verantwortlich. Keine noch so schlimme Kindheit entschuldige irgendwas. Wer die vorbringt, den fragt er: »Wie bist denn du

mit deinen Eltern umgegangen, als sie deine Kinder waren?«
Da reagieren dann viele verblüfft. Köbi ist überzeugt: Wenn man das erkennt, dann löse sich was.

Dann kann es radikale Vergebung geben – und Köbi aus vollem Herzen lachen. »Verzeih – dann wird auch dir verziehen«, das ist seine wichtigste »Glückspost«. Geradezu schwärmerisch spricht der knorrige Mann, der ohne Bart sicherlich etliche Jahre jünger aussehen würde, von Licht und Freude, von Liebe und immer wieder von Glück. Er jubelt geradezu: »Frieden schließen ist ein herrliches Gefühl!« Die geistige Welt brauche dazu Menschen wie ihn als Übermittler. Köbi sagt: »Ich mache das mit Freude. Es ist so schön, Kanal sein zu dürfen.«

Auch andere Dinge tut er sehr gerne. Die Tiere versorgen. Sein kerniges Brot mit Mandel- und Sojamehl backen. Das Wasser mit guten Gedanken aufladen. Und dabei trockene Sprüche anbringen wie: »Wasser ist so etwas Heiliges. Weil mich das Wasser reut, wasch ich mein Auto nie.«

Seine Qualitäten als verschmitzter Unterhalter kommen bei seinen Vorträgen und Seminaren zum Einsatz. Für Kinder sind die gratis, sonst kosten sie 80 Franken »für die, die's zahlen können«. Da sind ihm immer viele Lacher und Szenenapplaus sicher. Dennoch ist er vorab nervös. Auch wegen der Technik. Mit der hat er's nicht so, aber bei 200 Menschen im Saal sollte ein Headset schon sein. Wie ihn da das Lampenfieber anfällt, faltet er rasch die Hände und betet inbrünstig: »I bitt' jetzt einfach a ganzes Bataillon Engel, wo mir helfen. Dann wird's schon klappen.«

Es klappt. Am Abend ist der Versammlungssaal in Wattwil bis auf den letzten Platz belegt. Da sind Junge und Ältere, Frauen und Männer, Neugierige und Menschen mit einem konkreten Anliegen. Köbi zieht sie alle in seinen Bann und steigt ein mit leicht verständlicher Lebenshilfe. Einzelne schreiben seine Sätze mit, die da beispielsweise lauten: »Wenn wir negativ denken von anderen, dann geht diese Kraft weg. Wenn wir positiv reden, dann kommt Kraft. Wenn ich in der Vergangenheit lebe, bleibe ich in der Opferrolle.«

Spezieller wird's, wenn er die Coué-Methode vorstellt und dazu eine Frau auf die Bühne bittet, die ihr Bein kaum bewegen kann. Mit einem mantraartig wiederholten »weg, weg, weg, …« zischelt er ihre Kniebeschwerden – weg. Bei ganztägigen Seminaren demonstriert er auch, wie Rückführungen ablaufen. Bei den zahllosen Veranstaltungen, die er seit Jahren in der Schweiz anbietet, erlebt er immer wieder: »Da schmilzt die Gruppe zur Familie zusammen. Alle versuchen, einander zu helfen. Keiner urteilt über den anderen. Wir sind alle auf dem gleichen Weg.«

Als er anderntags wieder daheim ist, fällt ihm beim Blick aus dem Fenster die alte Gams in den Bergen ein. Die weiß genau, wo die Lawinenzüge sind, und spürt, wenn die Lawinen kommen. Köbi ist das vertraut: »Manchmal spür ich auch wie die Gams in mich hinein und frag mich dann: Was will die geistige Welt mir sagen? Wo muss ich etwas verändern?«

Köbi legt seine »Glückspost« beiseite, zündet seine Pfeife an und blickt zum Säntis hinüber, dessen Gipfel aus dem Nebel ragt. Für ihn ist Gott überall. Dort oben und hier unten, in jedem Grashalm, in jedem Menschen. Und wenn er so zurückblickt auf seine viele Höhen und Tiefen in diesem einen Leben, dann kann er nur sagen: »Danke, dass es mir nicht gutgegangen ist. Erst dadurch habe ich angefangen zu suchen und hätte sonst gar nicht herausgefunden: Das Wunderbarste und Wertvollste, das wir finden können, ist in uns drin.«

» Wir brauchen Krankheiten, um uns selbst kennenzulernen. Ich glaube, dass man jede Krankheit selbst macht. Nicht aus einer Schuld heraus, sondern weil man die Struktur seiner selbst nicht durchschaut. Jeder von uns bekommt Krisen, um daraus zu lernen.

Birthe Krabbes
Hamburg

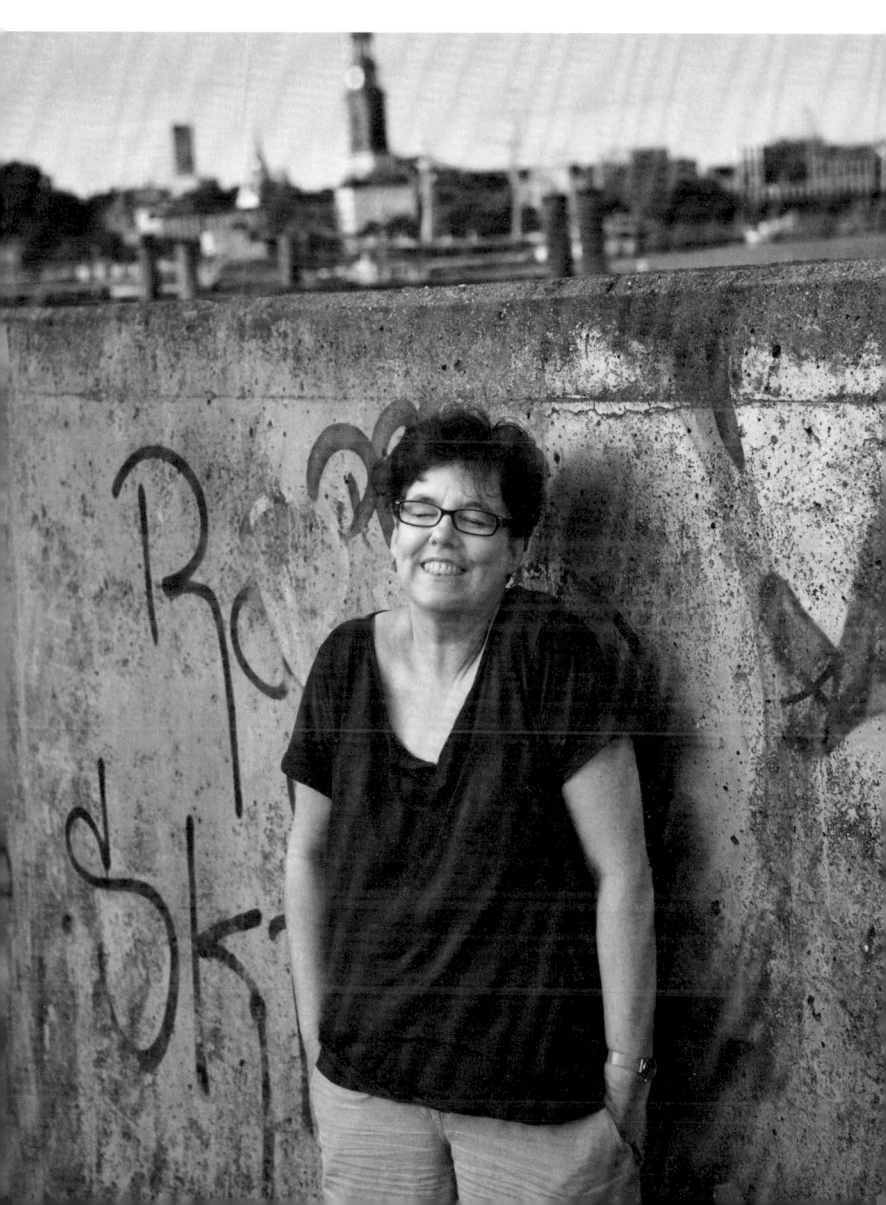

Bei Gürtelrose verweisen selbst Hausärzte in Rahlstedt ihre Patienten zu Birthe Krabbes. Die sagt dann: »Ich probier's«, und legt die Hand auf. Erst kribbelt es in ihren Fingerspitzen. Dann spürt sie es. Und das beschreibt sie so: Man stelle sich eine erhitzte Herdplatte vor, auf der ein Hubba-Bubba-Kaugummi zerlaufen ist. So fühle sich das an – »Brausepulverkaugummi-heiß«. Diese zähe Masse ziehe sie dann mit der Handfläche nach und nach von der Herdplatte.

Für sie fühlt sich das gerade noch erträglich heiß an, brennt aber schon – wie die Gürtelrose beim Patienten selbst. Hinterher ist Birthe Krabbes Handfläche knallrot. Die hält sie dann unters kalte Wasser. Kühlt und wäscht sie ab. Und die Gürtelrose? Die wächst und blüht nicht weiter und bildet sich nach und nach zurück. Der Schmerz bleibt zunächst – »Da ist ja das Nervensystem zerstört. Es dauert ein bisschen, bis sich das abgebaut hat.« Wie lange, das hänge vom Allgemeinzustand des Patienten ab. Und funktioniert aber so gut, dass Hausärzte aus ihrem Viertel immer neue Patienten zu ihr schicken. Die Ärzte und die Heilerin kennen sich, tauschen sich aus und sehen beiderseits Vorteile dieser informellen Zusammenarbeit. Zumal sich die besondere Wahrnehmungsfähigkeit von Birthe Krabbes immer wieder für die ärztliche Diagnose und Behandlung als hilfreich erweist.

Birthe Krabbes, Jahrgang 1962, ist in Wandsbek in einer Handwerkerfamilie aufgewachsen. Solider, lutherisch geprägter Hamburger Mittelstand. Man geht zur Kirche, aber niemals in eine Partei – »das galt bei uns schon immer als Gesetz in der Familie«. Der Vater ist Malermeister und für ihn ist das, was Tochter Birthe da macht, ganz einfach »Spökenkram«. Hat ein Bekannter körperliche Beschwerden, dann empfiehlt er auf seine trockene Art dennoch: »Geh mal zu meiner Tochter, die kann das wegmachen. Das ist 'ne Hexe!«

Bei Birthe Krabbes löst das nur ein Schulterzucken und ein nachsichtiges Lächeln aus. Als gelernte Erzieherin hat sie schon vielen Kindern beigebracht: »Ich bin okay und du bist okay.« So hält sie es auch mit ihrem Vater und jedem anderen Menschen – leben und leben lassen.

Die braunen Haare trägt sie kurz, ihr Kleidungsstil ist leger und bequem und passt in die Rahlstedter Reihenhaussiedlung, in der sie mit ihrem Mann Carsten lebt. Das ist nur wenige Kilometer entfernt von Wandsbek, wo sie aufgewachsen ist. In Rahlstedt, vor allem in den für die Flutopfer errichteten Reihenhäusern, hat die große Flut von 1962 und das unbürokratische Vorgehen von Helmut Schmidt damals als große Lehre fest verankert: Tun, was getan werden muss.

So war es auch mit dem Heilen, wenn Birthe Krabbes so zurückdenkt. Ihre Tochter, jetzt 23 Jahre alt, hatte als kleines Mädchen eine lästige Warze. Die habe sie dann einfach weggesprochen: »Warze, Warze, du musst weg. Geh zum Warzenschwein nach Afrika.« Anderntags war die Warze verschwunden. Und sie, die Mutter, war ganz verwundert. Später verschwand die Migräne einer Freundin, als sie ihr die Hand auf den Nacken legte. Dabei hatte sich Birthe Krabbes noch nicht mal was dabei gedacht. Sie wollte einfach auf den »Swutsch«, wie sie das nennt – um die Häuser ziehen. Dass das Handauflegen helfen könnte, war reine Intuition. Die Freundin bat daraufhin immer wieder, Birthe möge ihr die Kopfschmerzen wegmachen. Und weil es funktionierte, legte sie schließlich auch bei anderen Beschwerden die Hand auf.

Doch je häufiger sie Erfolg hatte mit dem Handauflegen, umso unsicherer wurde sie. Zumal sie dabei auch noch andere Dinge wahrnahm: »Ich hab dann auch gefühlt: Du hast ja deine Tage, klar hast du Kopfschmerzen!« Das wollte sie doch gar nicht wissen, nein, darauf hatte sie keine Lust. Beunruhigt fragte sie bei ihrer Hausärztin nach. Was ist das? Was hat sie da? Geht das wieder weg? Das ist doch nicht normal, oder? Die Hausärztin konnte sie einerseits beruhigen, andrerseits auch nicht. Sie sagte ihr: »Das ist eine Gabe, und die muss man leben!« Worauf Birthe Krabbes spontan entgegnete: »Ganz bestimmt nicht!« Für sie war das alles mehr als unangenehm, teilweise sogar »richtig eklig«, was sie beim Handauflegen fühlte. Erst nach einer gewissen Zeit war sie bereit, ihre besondere Begabung anzunehmen. Vielleicht sogar, etwas daraus zu machen.

Es ist das Jahr, in dem sie Carsten Krabbes kennenlernt, den Pastor aus Hannover. Es ist eine intensive und auch schwierige Zeit. Carsten Krabbes hat einen Unfall, fällt ins Koma, erkrankt schwer, ist in desolater Verfassung. Birthe, frisch verliebt, kann ihm helfen, zur großen Verwunderung der Neurologen und Physiotherapeuten. Und ab da ließ sie das Heilen einfach nicht mehr los. Nur: Wie geht man sowas an? Ab wann ist man Heilerin?

Ratsuchend ging Birthe Krabbes auf eine Esoterikmesse in Hamburg und traf dort einen Heiler, den sie vertrauenswürdig fand. Von ihm wollte sie wissen: Welche Schritte sind jetzt notwendig? Welche Weiterbildung sollte sie machen, wie und wo sich grundsätzlich informieren, vielleicht auch anmelden? Der Heiler aus Belgien bat sie in einen Hinterraum, legt seine Hände an die ihren und sagt spontan: »Du musst gar nichts machen. Alles, was du lernen könntest, macht deinen Instinkt kaputt.« Daran hat sie sich gehalten – und einfach gar nichts gemacht, außer das, was ihr instinktiv richtig erscheint. Jetzt, sechs Jahre später, sagt Birthe Krabbes: »Heute kann ich es akzeptieren. Aber verstehen kann ich es immer noch nicht.«

Aus Birthe und Carsten ist Ende 2010 ein Paar geworden. Beide haben Kinder aus ihren vorherigen Beziehungen. Seit 2014 sind sie verheiratet und leben mit zwei Katzen in dem kleinen Reihenhäuschen mit ein paar Quadratmetern Garten. Im einem Hochbeet pflanzen sie Rote Beete, Salat, Petersilie und Spinat an. Da ernten sie jeden Morgen ihre Zutaten für einen frischen Smoothie.

Eine schmale Treppe führt hoch in das kleine Behandlungszimmer mit der Massageliege. Für mehr ist hier kein Platz, doch für Birthes Zwecke reicht das völlig aus. Hier fühlt sie, wo's bei den Menschen, die zu ihr als Heilerin kommen, im Energiefluss stockt. Erkennt, was im Körper da nicht hingehört, sich anders anfühlt. Und das zieht sie dann mit den Händen heraus. So gut es eben geht: »Migräne ist leicht. Warzen sind richtig fies.« Wem der Weg zu ihr zu beschwerlich ist, etwa aus Altersgründen, den besucht sie zu Hause. Für solche Fälle hat sie eine mobile Massagebank, die sie zusammengeklappt mitnimmt, wenn es zum Heilen außer Haus geht.

Zu ihr kommen Leute wie der vielbeschäftigte Banker, der noch am Handy redet, während er sich bei Birthe Krabbes auf die Liege legt – und dann nach drei Minuten einschläft.

Er bezahlt hinterher mit einem 500-Euro-Schein und lässt sich dafür zehn Behandlungen gutschreiben. Oder ein ehemaliger Oberfinanzdirektor im Ruhestand. Er erscheint pünktlich, hängt seinen Mantel penibel an die Garderobe und beschreibt dann sehr exakt seine Rückenschmerzen und so etwas wie Phantomschmerzen.

Carsten Krabbes assistiert und wacht über die Termine – und teilt Birthes ausgeprägten Sinn für Humor. Es ist eine Partnerschaft, die beiden hilft. Carsten Krabbes hat seit seinem Unfall und einer bakteriellen Meningitis immer noch Schwindelanfälle und sagt scherzhaft: »Durch das Zusammensein mit Birthe habe ich meine Ladestation immer dabei.« Sie, so sagt er, habe sehr viel Empathie für ihre Mitmenschen, nehme außerordentlich viel von ihnen wahr. Birthe Krabbes selbst leidet immer wieder unter Angststörungen. Und dann ist Carsten ganz für sie da.

Zwei, drei Dinge hat sich die 55-Jährige vorgenommen. Erstens: Sie will jederzeit »Nein« sagen können, wenn jemand an der Tür steht, den sie lieber nicht in ihr Heim hineinlassen und behandeln will. Zweitens: Krebs behandelt sie definitiv nicht: »Das ist etwas, das sich von außen auf den Körper draufsetzt. Das kann ich nicht erkennen.« Ansonsten schließt sie nichts aus. Drittens: Sie arbeitet nicht mehr als zehn Stunden in der Woche als Heilerin: »Ich will, dass es etwas Kleines und Individuelles bleibt.«

Birthe Krabbes hat ihre eigenen Bilder, um zu erklären, wie sie heilt: »Wenn ich Hände auflege, fühle ich mich durch den Körper durch. Da gibt es den craniosakralen Rhythmus (Pulsationen der Gehirn-Rückenmarksflüssigkeit, *Anmerkung der Autorin*) und Energiebahnen. Die gehe ich durch wie eine Murmelbahn. Ich fühle, wo es nicht weitergeht. Da spüre ich dann genauer hin.« Üblicherweise, so erlebt sie es beim Handauflegen, verlaufen im Oberkörper zwei Energiestränge, die sich im Bauch kreuzen und dann in die Beine gehen. Da, wo der Energiefluss blockiert ist, fühlt sie ein Kribbeln. Oder eine Art Gelatine. Eine Substanz jedenfalls, die einen Stau verursacht. Und den gelte es zu beseitigen.

So richtig weiß Birthe Krabbes nie, was sie auf diesen Expeditionen in fremden Körpern erwartet. Mal ist es, als stoße sie auf einen Zementblock. »Das ist dann auch wirklich schwer herauszubekommen.« Oder auf etwas Hölzernes. Dann wieder auf Kieselsteine. Inzwischen kann sie in vielen Fällen das, was sie fühlt, einer Krankheit zuordnen. Borreliosen beispielsweise, das fühlt sich mit ihren Worten an »wie ein Pott mit Gelee, in dem so Minifische, wie sie bei der Pediküre eingesetzt werden, rumknabbern«.

Carsten Krabbes ist seit seinem Unfall nicht mehr in der Lage, sein Pastorenamt auszuüben, schreibt aber immer noch Predigten für den Rundfunk und zu anderen Gelegenheiten. Was er mit Birthe seit nunmehr sechs Jahren erlebt, gibt ihm viel zu denken. Heilung und Wunder, das kannte er bis dato aus der Bibel von Jesus, der gepredigt und geheilt hat. Als ihm Birthe wie bei einer Beichte gestanden habe, dass sie Heilerin sei, da war das ein Punkt, der ihn auch theologisch interessierte.

Wenn sie abends beieinander sitzen, wird es mitunter kontrovers. Carsten arbeitet gerade für eine Predigt an der Frage: War das Grab von Jesus damals leer oder nicht? Selbst wenn es leer war, so meint Birthe, woher wolle man dann wissen, dass er auferstanden und nicht einfach nur die Leiche geklaut worden ist? Ist das nicht nur eine von so vielen Geschichten in der Bibel? Und überhaupt: »Ich frage mich schon: Woran glauben wir, wenn alles immer nur Geschichten sind?« Sie zieht ihn auf: »Mein Pastor hier, der sucht immer Beweise.« Aber die gebe es nicht. Weder in der Religion für seine Glaubensfragen noch im Zwischenbereich für ihr Heilen.

An solchen Abenden kultivieren sie und Carsten die gepflegte und mitunter sehr leidenschaftliche Diskussion. Da bringt Carsten sein theologisches Wissen ein und Birthe ihren Hang zur Pragmatik. Für Carsten ist Esoterik eine äußerst fragwürdige Geheimwissenschaft, Birthe kann ihr als Lebenshilfe durchaus einiges abgewinnen. Carsten kann in zweierlei Hinsicht Gott in dem erkennen, was Birthe mit ihren besonderen Händen bewirkt: Zum einen werde da die Kraft des Geistes spürbar. Und zum anderen wirken Kräfte durch Birthe hindurch – wie auch durch ihn, wenn er der Gemeinde den Segen Gottes gibt. Carsten Krabbes: »Sie sagt, es ist, als wirke jemand durch sie. Und genau so ist auch mein Amtsverständnis: Ich bleibe als Pastor immer Mensch und wirke nur *personare* – also durchtönend. Nicht ich mache den Segen, sondern der Segen geht durch mich auf die Gemeinde über.« Menschen helfen könne er allenfalls in Form der Seelsorge. »Den Teil, den Birthe macht, vermag ich nicht zu tun.«

Für Carsten gehören Zweifel zum lebendigen Glauben dazu – und für Birthe sind Krankheiten Teil des Lebens. Sie sagt: »Wir brauchen Krankheiten, um uns selbst kennenzulernen. Ich glaube, dass man jede Krankheit selbst macht. Nicht aus einer Schuld heraus, sondern weil man die Struktur seiner selbst nicht durchschaut. Jeder von uns bekommt Krisen, um daraus zu lernen.«

Sie sieht sich keinesfalls als die Powerfrau mit überirdischen Kräften. Sie beschreibt sich selbst als den Typ »mal himmelhoch jauchzend und dann wieder zu Tode betrübt«.

Richtig gut geht es ihr noch immer beim FC St. Pauli im Stadion und bei richtig lauten, heftigen Heavy Metal-Konzerten. Da wirft sie sich ins Getümmel und findet einfach alles toll: die Musik, die Typen, das ganze Drumherum.

Dann wieder braucht sie einfach ihre Ruhe und freie Zeit für sich. Ihren Job als Erzieherin hat sie vor Jahren aufgegeben. Ein traumatisches Erlebnis mit einem Jugendlichen, der sich selbst umgebracht hat, hat sie da an ihre Grenzen gebracht. Das wirkt noch immer nach. Carsten wiederum hat seine Erkrankung angenommen als etwas, das ihn aus einer immer unerträglicheren Situation herausmanövriert habe. Im Krankenhaus damals sei ihm klar geworden: »Ich muss mich aus dem Amt als Pastor wie auch aus meiner damaligen Ehe herausnehmen, sonst überlebe ich das nicht.«

Birthe hat sich viel mit der Deutung von Symptomen in psychosomatischer Hinsicht beschäftigt, spricht das bei ihren Patienten aber nur an, »wenn es passt und ohne Klugscheißerei«. Gürtelrose, so weiß sie, geht oft auf einen unverarbeiteten Todesfall zurück. Dabei fällt ihr auf, dass es hierbei eklatante Unterschiede zwischen Männern und Frauen gibt. Da sind die älteren Herren, die um die dreißig Jahre alt waren, als ihr Vater starb. Ein Alter, in dem ihnen eine gewisse Coolness im Umgang mit diesem Verlust angebracht schien. Frauen, die in diesem Alter ihre Eltern verloren haben, waren oft selbst schon Mütter und ganz darum bemüht, den kleinen Kindern nichts vorzuweinen, sondern die Trauer mit möglichst viel Normalität zu übertünchen. Die Kinder sollten nichts mitbekommen von dem Schmerz, keine Tränen sehen. Es ist schon komisch, so sinniert Birthe Krabbes: »Wir versuchen immer, für Kinder so eine künstliche heile Welt aufrecht zu erhalten und verlernen dabei total, zu trauern und mit dem Tod umzugehen.« Wenn sich diese unausgelebte, unterdrückte Trauer Jahrzehnte später in Form einer Gürtelrose ihren Weg bahne, dann empfiehlt sie, eine eigene Zeremonie zu finden, um sich ganz bewusst zu verabschieden. Etwa, indem man sich eine geschmiedete Rose in den Garten stellt. Dieser Vorschlag, so erzählt sie, wird besonders von Männern gerne angenommen. So finde deren Trauer doch noch ihren Platz im Leben, was sehr heilsam sein könne.

Birthe Krabbes liest gerne und viele Bücher, die sich mit der Frage beschäftigen: Was ist Krankheit? »Lebenslust« von Manfred Lütz, der den Gesundheitskult auf die Schippe nimmt, stehen hier genauso im Regal wie der Titel »Blick in die Ewigkeit« von Alexander Eben, in dem der Neurologe sein Nahtoderlebnis schildert. Sie hat auch Buchtipps zur so genannten Deutungsmedizin nach Rüdiger Dahlke und Thorwald Dethlefsen parat, hält sich aber insgesamt mit konkreten Empfehlungen zurück: »In der Medizin bin ich ein Nichts. Ich darf nicht mal einen Tee empfehlen, schon das ist juristisch heikel.«

Ihr ist es ganz gleich, ob ein Patient gerade Antibiotika nimmt oder Globuli schluckt – für ihre Behandlung spielt das keine Rolle. Birthe Krabbes ist »voll angedockt an die Schulmedizin« – und auch voller Respekt davor. Wenn sie ergänzend dazu helfen könne, dann probiere sie das. Auch auf unkonventionelle Art.

Bei Schwindel kann das dann auch mal mit einer elektrischen Zahnbürste sein. »Die vibriert ordentlich und ist richtig angenehm«, bestätigt die alte Dame, zu der Birthe Krabbes regelmäßig auf Hausbesuch ist, und der sie diesmal so ein surrendes Gerät mitgebracht hat. Die zierliche alte Frau sitzt in ihrem hohen Lieblingssessel und massiert sich

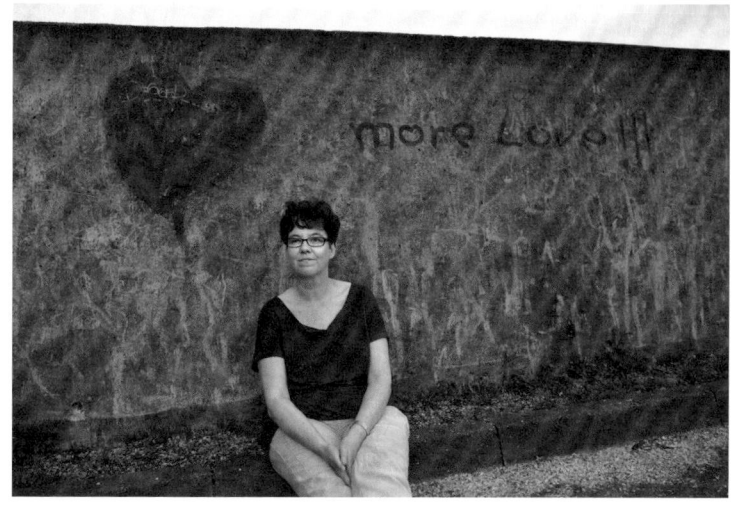

mit der Zahnbürste hingebungsvoll das Gleichgewichtszentrum um ihr Ohr herum: »Ich mach das immer fünf Minuten lang. Da kann man bestimmt auch einen Vibrator oder Rasierapparat nehmen, aber eine Zahnbürste ist am billigsten. Und die gibt es ja auch überall.« Birthe Krabbes nickt und pflichtet ihr bei. Bis hierhin ist alles, was sie tut, Lebensberatung und auch -begleitung. Dann wendet sie sich als Heilerin der Gürtelrose zu. Die wird jetzt herausgezogen. Mit bloßen Händen. Dabei plaudert Birthe Krabbes mit der alten Dame, als sei dies das Alltäglichste der Welt. Und das ist es für diese Patientin auch. In ihrer Canasta-Runde ist man sich völlig einig: Wenn man Gürtelrose hat, dann muss man die besprechen lassen. Und Birthe kann das, da ist sich diese Stammpatientin sicher. Die alte Dame sagt: »Ich glaub daran!« Sie auch, stimmt Birthe Krabbes ihr zu: »Dann wird das schon funktionieren.«

Heilen ist für Birthe nicht alles. Sie pflegt auch Hobbys. Die Fußballspiele vom FC St. Pauli, die sind ihr wichtig. Bis im Alter von vierzig Jahren war sie selbst leidenschaftliche Hockeyspielerin und stand im Tor. Hin und wieder schunkelt sie ganz gerne in der Kneipe »Schellfischposten« mit Freunden und hält möglichst ihre Feldenkrais-Termine ein. Ihr hilft das, ganz bei sich selbst zu bleiben. Sich bloß von nichts und niemand ganz vereinnahmen zu lassen.

Birthe ist jeder missionarische Eifer fremd. Wenn sie lacht, dann lacht sie. Und wenn sie wütend ist, dann lässt sie das heraus und wütet eben. Das Handauflegen will sie nicht höher hängen als jede andere Begabung. Andere können gut Klavier spielen – das kann sie nicht. Soll doch jeder tun, was er kann. Und glauben, was er will. Sie selbst, sie lernt. Indem sie Menschen kennenlernt. »Ich fühle, wie Menschen ticken und wo sie ihre Schwächen haben. Das ist interessant. Mehr Reize kriegt ja keiner nach Hause.«

Immer wieder kommen auch Ärzte zu ihr und lassen sich behandeln. Wie der Zahnarzt. Er war während seiner Doktorarbeit drei Jahre lang in der Infektiologie und hat sich dort mit Antibiotika beschäftigt. Wegen einer kleinen Infektion musste er für eine Nacht ins Krankenhaus und fing sich dort einen Krankenhauskeim ein. Nach drei Monaten intensiver Behandlung ohne Aussicht auf Besserung sagte ihm der Chefarzt. »Schulmedizinisch stehen wir an der Wand.« Da fiel ihm Birthe Krabbes ein, die er schon kannte: »Nach drei Monaten geht auch der Schulmediziner in sich und fragt, ob es noch andere Möglichkeiten gibt.« Was er dann bei Birthe erlebt hat, das beeindruckte ihn nachhaltig: »Bei uns macht man zuerst die Diagnose und dann die Therapie. Birthe macht das beim Durchscannen alles in einem.« Und sie entdeckte dann auch noch eine alte Segelverletzung, von der sie nichts wissen konnte. Das verblüffte ihn sehr: »Da lässt man ein 800 Euro teures MRT machen und Birthe hält einmal die Hand drüber und lokalisiert exakt, wo das war.« Das wäre was, wenn er sowas bei sich in der Praxis hätte: »Dass man einmal so die Hände drüber hält und dann weiß, wo es klemmt!« Für den Zahnarzt gilt: »Wer heilt, hat recht.« Die Energiebahnen, von denen Birthe spricht, lassen sich aus seiner Sicht zwar nicht nachweisen. Aber, so der Zahnarzt: »Das heißt ja nicht, dass es sie nicht gibt.« Für ihn steht fest: »Ich muss nicht alles erklären können. Wichtig ist, dass es wirkt. Da muss man sich als Schulmediziner im Kopf einfach mal freimachen. Wie es dann wirkt, ist egal.« Auch er hat immer wieder Fälle, da ist er froh, mit einer Behandlung bei Birthe Krabbes eine Therapie anbieten zu können, die keine Nebenwirkungen hat. »Das ist ja in der Medizin selten genug. Insofern kann man bei so zusätzlichen Geschichten einfach nur gewinnen.«

Schnupfen, Husten, Heiserkeit – das geht von selbst weg, da sieht sich Birthe Krabbes nicht gefragt. Sie setzt auf die Eigenverantwortlichkeit ihrer Patienten. Bei ihr wird nichts notiert und dokumentiert. Sie will, dass jeder Mensch seinen Instinkten vertraut und diesen folgt. Und wenn sie sich was wünschen dürfte, dann wären das Zentren auf Meta-Medizin-Ebene, wie es sie in Kanada gibt. Das wär's ihrer Ansicht nach: Dass man erstmal in so ein Zentrum geht und dann abgeklärt wird, welche Behandlungsform im individuellen Fall die richtige ist – beim Facharzt, beim Heilpraktiker oder eben bei der Heilerin. Dass einem einfach jemand sagt: Da gehörst du hin.

» Einen Preis hab ich nie gehabt. Ich hab diese Gabe ja von Geburt an. Damit will ich einfach für die Leute da sein.

Dorle Rapp
Schöllang im Allgäu

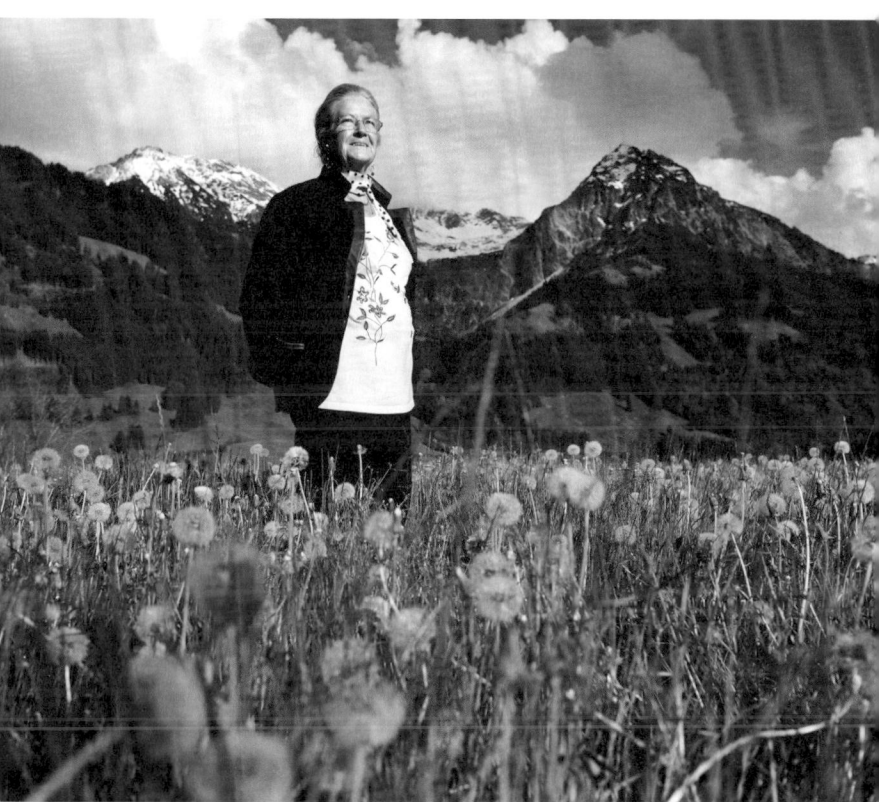

Dorle Rapp wusste lange nicht: »Was hab ich denn, wo hab ich des her, was ist denn da in mir?« Sie hatte sich immer wieder gefragt: Was ist das mit ihren Händen? Warum fühlen die sich so groß an, wie aufgeblasen? Was ist das für ein Kribbeln? Eine Antwort darauf hatte die Allgäuer Bäuerin viele Jahre lang nicht. »Bis man mich dann hingeführt hat. Ja, so isch es. Man muss geführt werden.« Und die Geschichte ihrer Führung, die erzählt sie seither immer wieder aufs Neue jedem, der wegen lästiger Warzen, eines unerfüllten Kinderwunschs oder Hautkrankheiten zu ihr kommt.

Morgens kommen die Leute von auswärts. Am Abend, wenn die Kühe gemolken und der Stall gemacht ist, schauen die Leute aus dem Dorf und der näheren Umgebung bei ihr vorbei. Dorle Rapp lebt mitten im Ort auf dem Hof der Familie, den seit Jahren schon der Sohn führt. Termine gibt es nicht. Die Leute warten geduldig auf dem Stuhl im Flur neben dem Mondkalender, bis sie an der Reihe sind, und gehen dann zu ihr in die Wohnstube. Hier stehen ein großer langer Tisch mit Eckbank, eine massive Schrankwand und ein paar Stühle im Halbkreis. Die meisten Besucher, die hier Platz nehmen, kennen Dorle Rapp und ihre Geschichte schon. Und die geht so:

Ihr Mann, Gott hab ihn selig, hat sie vor langer Zeit aufs Gesundbeten gebracht, als wieder einmal eine Kuh eine große Warze an der Zitze hatte. Das Schlimme daran:

Diese Warzen haben über einen Zentimeter lange Wurzeln und wuchern durch die Adern. Die Folge: Schmerzen für die Kuh beim Melken und Blut in der Milch. Ihr Mann wollte deshalb den Tierarzt rufen. Doch Dorle Rapp sorgte sich: »Au weh, wenn der Tierarzt die Warze wegmacht, weisch ja, dann wird die Zitze hart. So eine haben wir ja schon. Und wenn ich dann den Stall machen muss, kann ich mich nicht vor zwei Kühe hinknien und die Melkmaschine abknicken, soviel Zeit hab ich nicht, da sind ja auch noch die Frühstücksgäste um acht.« Das verstand er wohl – aber was sollten sie tun? Ihr selbst fiel nur ein, man könnte es mit Sympathiemittelchen versuchen. Ihr Mann schlug vor, sie selbst solle ihre Hände da drauf legen. »Er hat von Energie gewusst, seit er mit zehn Jahren zum Viehhüten in den Alpen war. Damals schon haben die Hirten immer wieder von einem Mann im Allgäu erzählt, der den Tieren und Menschen die Gelenke einrenken und den Tieren mit Energie helfen konnte – dem Einrenker. Aber ich selbst wusste nichts davon.« Zunächst weigerte sich Dorle Rapp. Sie wollte der Kuh nicht ihre Hände auflegen. Fünfmal bat ihr Mann sie darum – und erst beim sechsten Mal tat sie ihm den Gefallen. Sie legte die Hände auf die Zitze, machte dreimal das Kreuzzeichen auf die Warze und betete. Anschließend wusch sie sich die Hände. Tatsächlich wurde die Warze trocken, zog sich schrumpelig zusammen und fiel schließlich ab. Später hat ihr Mann dann mehr von dieser Energie erzählt, die etwas mit dem abnehmenden Mond in Erdnähe zu tun habe. Sie hat das einfach hingenommen und war froh darum, einfach durchs Handauflegen helfen zu können – ohne dass hinterher die Zitzen hart wurden.

Dorle Rapp ist ein paar Dörfer entfernt aufgewachsen, in Altstetten. Ihr Vater war Schneidermeister, und so hat man sie immer »Schnieders Dorle« gerufen – obwohl ihr Geburtsname Viktoria ist. Von klein auf hat sie viele Bräuche beherzigt, in denen der Allgäuer Aberglaube fortlebt. Auch heute rät sie noch jeder jungen Mutter: »Keine fremden Leute in den Kinderwagen schauen lassen. Wenn Fremde das Kind unbedingt sehen wollen, dann soll die Mutter selbst in Gottes Namen die Decke herunterdrücken. Sonst schlafen die Babys nachts schlecht und schreien.« Dorle Rapp sagt: »Man muss sich vor dem Bösen schützen. Man glaubt net, was einem die Leute alles Schlechtes wünschen.«

Dabei ist die Frau mit dem schwärmerischen Naturell eine sehr gesellige, fröhliche Person und auch jetzt, mit 79 Jahren, eine sehr gepflegte Erscheinung, deren Schönheit sich gehalten hat. Ihre Haare sind mittlerweile ergraut, aber noch immer kann man sie sich gut vorstellen, wie sie in jüngeren Jahren mit Gretelzöpfen und Dirndl richtig fesch daherkam. In die Stadt wollte sie nie: »Wir waren der Heimat schon treu.« Immer war sie mit dem Trachtenverein bei Hochzeiten, Waldfesten, Bauernmessen vorneweg beim Jodeln, Singen und Schuhplattlern dabei. Vom Frühjahr bis in den Herbst ging es in die Berge: »Wir haben hier alle erklommen! Richtig Urlaub machen und verreisen konnten wir ja nicht mit dem Hof.« Später kamen die Urlauber zu ihr und ihrem Albert, machten Ferien auf dem Bauernhof. So auch in den Winterferien 1989 die Hausgäste aus Ostdeutschland, die Familie Vogt. Frau Vogt war Realschullehrerin und leistete ihr abends beim Handarbeiten Gesellschaft. An so einem Winterabend, als Albert in der Blasmusikprobe war und die Frauen unter sich, da fragte Frau Vogt: »Frau Rapp, Sie sind doch Löwin? Und Ihr Mann den Augen nach Schütze?« Das traf alles zu und wunderte Dorle Rapp schon sehr. Frau Vogt lächelte und reichte ihr ein Büchlein über chinesische Astrologie. In dem stand: Nicht oft, aber immer mal wieder kreuzen und begegnen sich bestimmte Sterne für einen längeren Moment. Zu diesen besonderen Zeiten gehe mehr Energie in die Welt zu denen, die gerade geboren werden. Und genau in so einer Zeit, war da zu lesen, ist Dorle Rapp geboren. Die Gesundbeterin lacht: »Darum muss ich das dann auch erwischt haben!« Für sie war das die lang ersehnte Antwort: »Endlich wusste ich, woher ich das habe, und musste nie wieder fragen. Und ich kann helfen – das ist so schön!« Zwar hatte schon ihre Mutter immer Salben gemacht, viel über »Kräutle« gewusst und ihr davon erzählt. Aber da komme ihre Gabe nicht her, ist sich Dorle Rapp sicher: »Nein, nein. Das muss man von oben haben.«

Wenn sie helfen kann, dann fühlt sich Dorle Rapp immer ein bisschen wie an Weihnachten. Und die Leute, so erzählt sie, die kommen ja mit den schlimmsten Sachen. Vorhin war wieder eine Frau da, die hatte Angstzustände – »Die hatte soviel dunkle Energie in sich. Da muss man richtig dagegen sprechen.« Dorle Rapp muss sich setzen, diese Begegnung hat sie Kraft gekostet. Sie trinkt einen Schluck Wasser und seufzt: »Es gibt schon Leute, die einem richtig was anhängen können, so richtige Besen, böse Leute, echte Teufel.« Wenn jemand von so was besetzt sei, dann müsse sie sich auch selbst schützen, weshalb sie immer den Erzengel Michael um Beistand bitte.

Oft ist es Schuppenflechte, Gesichtsrose, Gürtelrose, die sie in ihrem Wohnzimmer bespricht. Mit solchen Beschwerden würden auch immer wieder Ärzte kommen: »Da

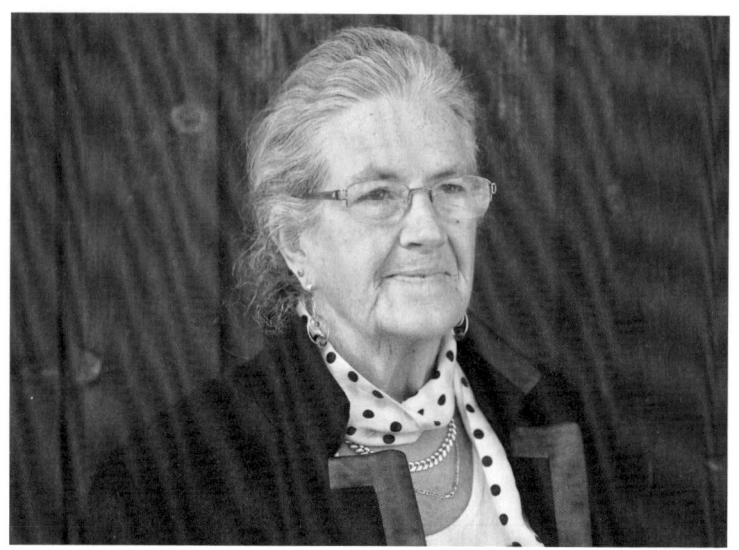

hat die Medizin ja auch nicht überall was.« Und überhaupt sei die Welt und auch die Ärzteschaft heute sehr viel offener – »anders als früher, als man wegen sowas verlacht wurde«. Dorle Rapp wird vom Pfarrer immer freundlich gegrüßt, wenn sie ihn Allerheiligen auf dem Friedhof trifft. Und die Leute, die kennen sie weithin: »Ich kann nirgends hin, wo man mich nicht kennt. Da ist immer überall ein großes Hallo!«.

Weit um die Berge Rubihorn und Nebelhorn hat sich im Allgäu seit Jahren herumgesprochen, dass Dorle Rapp eine besondere Gabe hat und heilen kann. »Ich hab's wirklich gemacht«, sagt sie. Und nach einer Pause: »Ich hab halt Hände aufgelegt und gebetet dabei.« Sie empfiehlt nach jeder Behandlung, man möge daheim selbst damit fortfahren: »Drei Vaterunser beten und sagen: Ich habe es gemacht, weil ich gesund werden möchte.« Wobei zu beachten sei: »Wichtig ist das ›möchte‹. Man soll nicht sagen ›I will gesund werden‹. ›Möchte‹ soll man sagen: Ich möchte gerne gesund werden.« Eine wichtige Rolle spiele dabei auch der Mond: »Der zunehmende Mond heilt und der abnehmende nimmt ab.« Das hat Dorle Rapp schon von der Mutter gelernt, die ihre Wäsche immer an Tagen mit dem Krebs-, Skorpion- oder Fischzeichen gewaschen hat. Die Weißwäsche wurde bei Vollmond im Garten begossen und einen Tag lang liegengelassen. Diese Orientierung am Lauf des Mondes durch die entsprechenden Tierkreiszeichen hat sie verinnerlicht und wird deshalb auch immer wieder um Rat gefragt, wenn es um einen Operationstermin geht. Dann schaut sie nach den Zeichen für dieses Datum: »Wenn der Doktor einen Termin gibt, dann muss man den nehmen, wenn er keinen anderen hat. Da kann man sich nicht wehren. Aber der Termin macht viel aus. Sehr viel sogar.« Meist wird Dorle Rapp gebeten, sie möge die Operation begleiten. Nicht durch persönliche Anwesenheit, sondern im Gebet. Das habe auch ihrer Nichte sehr geholfen, als die an den Knien operiert wurde. »Dann hab ich halt gemacht, dass der Doktor eine gute Hand hat zum Operieren. Ich habe gesagt, dass sie kein Blut verliert und nichts einblutet, damit der Arzt gut operieren kann, und dass die Schmerzen erträglich sind.« Die Operation an beiden Knien sei dann so gut gelaufen, dass die Nichte ein halbes Jahr später schon wieder eine Woche lang durch Rom laufen konnte.

Bei Warzen und Hauterkrankungen sind es kleine Verse wie »Was ich sehe, das weiche.«, »Was ich empfinde, das weiche.« oder »Was ich reibe, das erweiche.«, die Dorle Rapp in ihre Gebete einbettet. Wer eine richtige schlimme

Gesichtsrose hat, muss öfter kommen: »Da sind alle Nerven entzündet und im Kopf sind ja viele Hauptnerven.« Für Krebs, so sagt sie, habe sie sich immer für zu schwach gehalten und die Leute dann zum Krebsheiler geschickt. Aber jetzt habe man ihr erzählt, dass sie auch bei Leukämie geholfen und diese geheilt habe. »Die Leute haben so gejammert und dann hab ich halt gesagt: Ich weiß ja, wo's Blut produziert wird. Mal gucken. Wenn da der Haken ist, dann könnt' es heilen.« Und so wie die Leute ihr berichtet hätten, habe es geklappt.

Nach einem kurzen Klopfen an der Tür tritt ein Mann mit seiner Frau ein. Beide haben einen Schmerz. Bei der Frau ist es eine Stechwarze am Fuß und damit Routinearbeit für Dorle Rapp. Der Mann leidet seit kurzem an kreisrundem Haarausfall, der ihm völlig unerklärlich ist. Dorle Rapp legt ihre Hände über seinen Kopf und betet leise: »In Gottes Namen versuch ich's. Was ich sehe, werde voll.« Und dann rät sie noch eindringlich zu Alpecin Forte. Sie hatte selbst unter Haarausfall zu leiden und war ganz verzweifelt: »Jetzt ist die Herrlichkeit vorbei mit mir!« Keines der gebräuchlichen Hausmittelchen habe geholfen, kein Ei nicht und auch kein Bier. Aber Alpecin, das Haarwasser, das habe gewirkt.

So unternehmungslustig wie Dorle Rapp immer noch ist, lässt sie keinen Ausflug aus. Seit der Sohn den Hof übernommen hat, ist sie immer wieder weit gereist, nach Kanada, wo abends die Wölfe heulten, in die Türkei, nach Rom. Sie genießt es sehr, auch zwischendurch immer wieder auf eine kleine Tour zu gehen. Entweder mit ihrer ›Altersbekanntschaft‹ oder mit den alten Freundinnen zum Seniorenausflug. Meist hat sie dann ihr Handy dabei, und da erreichen sie

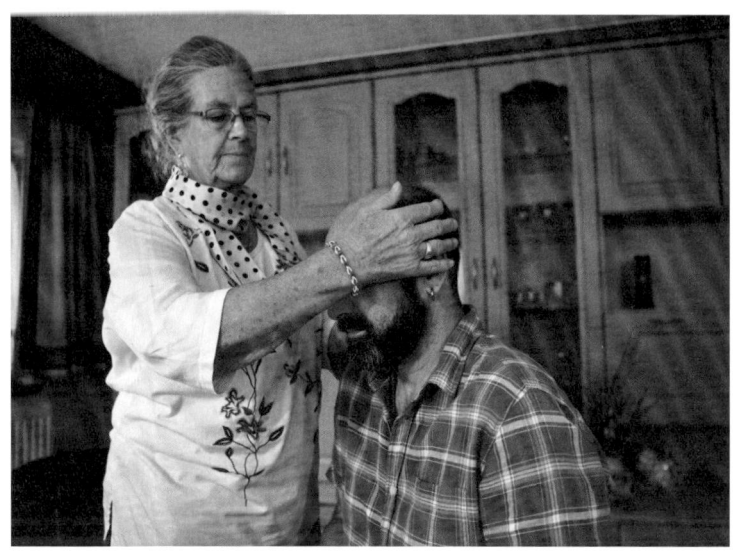

immer mal wieder auch Anrufe von Übersee, wenn dort gerade jemand Urlaub macht. Selbst aus Namibia wurde sie von Urlaubern schon um Hilfe gebeten wegen einer Durchfallerkrankung. In solchen Fällen probiere sie es dann halt einfach so, via Fernheilung. Auch das sei »sehr schön«. Wobei sie schon jedes Mal merke, dass es sie Kraft koste, wenn sie dabei Energie abgebe: »Aber das geht schnell vorbei.«

Als Dorle Rapps Mann Albert vor 16 Jahren unerwartet gestorben ist – »das war ein Ärztefehler, der hat bei einer Operation Bakterien erwischt« – stand sie plötzlich alleine da. Das war schlimm. Wenn sie ernst wird, sieht man auch, wie schwer ihr das Laufen fällt und wie anstrengend und hart ihr Leben als Bäuerin in der idyllischen Tourismusregion gewesen sein mag. Dann zupft sie sich schnell wieder ihren Seidenschal zurecht und macht ein freundliches Gesicht. Sie will niemanden belasten. Sie will anderen helfen. Dazu müssen die Menschen noch nicht mal selbst zu ihr kommen. Sie betet auch für andere, wenn jemand darum bittet: »Ich muss den Namen haben und muss wissen, was sie haben.«

Für Dorle Rapp, das wiederholt sie immer wieder, ist es »so schön«, dass sie den Leuten helfen kann. Sie verlangt kein Honorar. »Einen Preis hab ich nie gehabt. Ich hab das ja, so wie Frau Vogt gesagt hat von Geburt an. Damit will ich einfach für die Leute da sein.« Als es vor zwei Jahren gebrannt hatte und sie das Haus neu streichen und das Mobiliar ersetzen musste, da ließen ihr die Leute aus dem Dorf als Dankeschön öfter mal ein paar Euro da: »Aber das hat fast wieder ganz aufgehört.« Dabei wundere sie sich schon: »Nur ganz wenige Leute sind dankbar für Gesundheit.« Unterm Strich ist sie selbst »heilfroh«, dass sie während des Brandes gar nicht daheim war: »Das war Fügung. Mich braucht man noch.«

Für manche ist Dorle Rapp in Sachen Kinderwunsch die letzte Hoffnung. Sie erinnert sich noch gut an ein Paar. Sie 39 Jahre alt, er etwas älter. Die Frau bat darum, Dorle Rapp möge ihr die Hand auflegen. Ja, sagte die, das probieren wir. Und riet zudem zu einem Tee, »vielleicht ist auch alles verklebt«. Lange Zeit hörte sie nichts mehr von den beiden. Erst Jahre später rief die Frau wieder an: Ihre kleinen Mädchen hätte so trockene, juckende Haut. Dorle Rapp wollte sich das ansehen und so kam das Paar wieder – jeder mit einem blondgelockten Mädchen auf dem Arm. Sie hatten Zwillinge bekommen und damit, so erzählt Dorle Rapp mit strahlenden Augen, »für jeden ein Kind und damit alles, was sie sich gewünscht haben im Leben«.

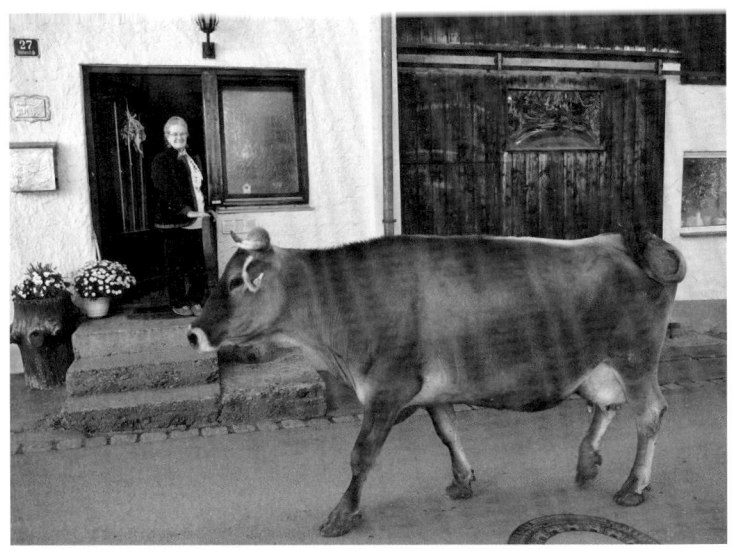

Es sind Geschichten wie diese, die Dorle Rapp selbst so richtig guttun. Sie, mittlerweile längst selbst siebenfache Großmutter und auch schon Urgroßmutter, lacht und wirkt dabei Jahrzehnte jünger: »Das ist meine Medizin.«

» Ich will nicht erst jahrelang über das sprechen, was in der Kindheit schiefgelaufen ist und dann, nach zehn Jahren, kommen wir zu dem, was in der aktuellen Beziehung das Problem ist. Ich will genau auf das Problem eingehen, das jetzt gerade ansteht.

Marco Truttmann
Stans, Schweiz

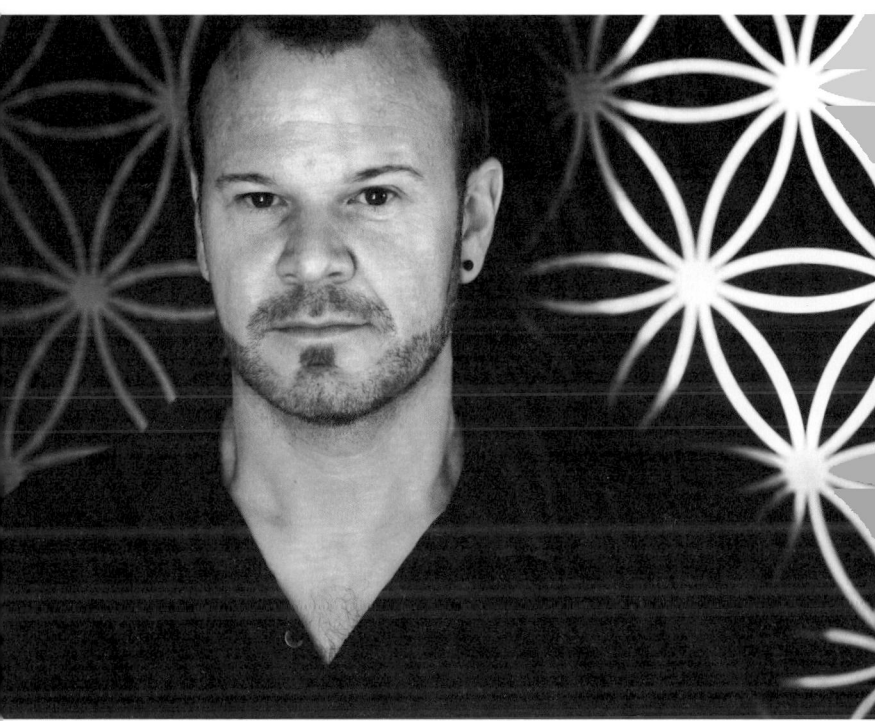

Marco Truttmann will keine alten Geschichten hören. Ihn interessiert der Moment, in dem jemand bei ihm eintritt. Der aktuelle Zustand. Dann steht er als Sparringspartner im Ringen um Selbsterkenntnis bereit. Jetzt und gleich. Für ihn heißt das mehrmals am Tag: »Den Menschen ankommen lassen, durchschütteln – und schauen, dass er möglichst elegant wieder zur Tür hinausgeht.« Denn da wartet schon der nächste; Truttmanns Praxis »Mensch zu Mensch« im Schweizer Kleinstädtchen Stans ist gut gebucht.

Nein, als Heiler würde er sich nicht bezeichnen. Als Guru? Da schüttelt auch Roland, der seit Jahren regelmäßig in die Praxis an der Ortsdurchfahrt in Stans kommt, ganz entschieden den Kopf. Lebenscoach, das trifft es für Marco Truttmann viel mehr, und da nickt auch Roland zustimmend. Wobei Roland anfügt: Interessieren würde es ihn ja schon, wie es sein kann, dass ihn Marco Truttmann besser zu kennen scheint als er sich selbst. Es sei schon immer wieder verwunderlich, wie der ihn durchschaue.

Rein äußerlich betrachtet ist Marco Truttmann auf jeden Fall ein Energiebündel. Morgens um neun Uhr hat der 40-jährige Schweizer bereits ein Hemd durchgeschwitzt – und schon zwei Klienten behandelt. Mit seinem Dreitagebart, dem Ring im Ohr und seiner grünen Leinenhose pflegt der sportliche Schweizer eine souveräne Lässigkeit. Seine Praxis führt er wie ein Unternehmer – und diese zieht er mit seinem Stil auch an.

Wem er einen Termin gibt und wem nicht, das entscheidet er ad hoc am Telefon: »Ich hab da meine Informationen.« Kommen und von ihm Heilung wollen, das ist nicht. Es braucht schon auch die Bereitschaft des Klienten, mitzuarbeiten. Bei ihm lösen sich keine Probleme in Luft auf, indem er die Hand auflegt. Marco Truttmann nimmt vielmehr intuitiv auf, um was es geht, und regt seinen Klienten dann dazu an: »Mach, was du wirklich willst! Bestimme selbst, wie dein Leben läuft! Steh wieder auf! Geh weiter!«

Mit Händen, Füßen und vollem Körpereinsatz versucht der durchtrainierte Truttmann begreiflich zu machen, wie er arbeitet – auf Grundlage seiner speziellen Informationen als Hellsichtiger. Bei ihm gibt es weder eine Vor- noch Nachbereitung. Für ihn sei es, als schaue er durch den Körper und die Worte hindurch auf das, was dahinter stecke – jetzt und gleich. Roland ist am Morgen in der Dusche ausgerutscht und hadert mit sich, weil er so ungeschickt war? Dann hat er eben mal die Dusche von unten gesehen und kann jetzt überlegen, was ihn gerade heute aus dem Tritt bringt. Den anderen Klienten plagen heute Rückenschmerzen nach der Wanderung mit einem großen Rucksack für die ganze Familie? Dann sei ihm nicht die Last des Rucksacks zu schwer, sondern das Familienglück so groß, dass er den Rucksack körperlich vermisse, wenn er ihn abgesetzt hat.

Marco Truttmann spricht schnell und vergewissert sich immer wieder, ob man ihm folgen kann – »ist gut?« Er will Anstöße geben, damit jemand wieder herauskommt aus dem Tunnelblick auf das eigene Versagen, auf körperliche Schmerzen und ganz besonders auf psychische Beschwerden, für die es keine schulmedizinische Erklärung gibt. Dazu bittet er im 55-Minuten-Takt in seine hellen, lichten

Praxisräume. Hier dominiert lindgrün als Farbe und dudelt leise Musik aus dem Designer-Radio im Wartezimmer. Für Wartende liegen die Finanz-Zeitschrift »Bilanz« und das Wohlfühl-Magazin »Happinez« zur Auswahl, und auf dem massiven Holzblock, der als Tischchen dient, steht ein Glas Wasser. Hier ist alles durchdacht, hat seinen Platz, wirkt zeitgemäß und sehr aufgeräumt.

Hinter den Kulissen, so sagt Marco Truttmann, steht er im Kontakt mit Verstorbenen. Von denen habe er sich schon immer Rat geholt: »Wie hätte es auch sonst gehen können?« Welche Chance hätte er gehabt? Daheim war nie Geld, da war Armut. Als kleiner Junge gab es für ihn gerade mal eine Flasche Coca-Cola zu Weihnachten. Als es dann später auf dem Bau, wo er mit 16 Jahren zu arbeiten anfing, mit den Kollegen schwierig war, habe er sich einen Mentor gesucht – und dieser Verstorbene habe ihm viel von seinen Erfahrungen weitergegeben und sehr geholfen. Aber über diese besonderen Verbindungen spreche er nicht – schon gar nicht mit den Klienten. Mit denen arbeite er, um sein Geld zu verdienen und sich ein gutes Familienleben leisten zu können.

Dieses Familienleben pflegt er als seine große Herzensangelegenheit eine halbe Stunde Fahrzeit von der Praxis entfernt in Uri. Dort lebt er mit seiner Frau Karin und den beiden kleinen Töchtern in einem Neubau mit gepflegtem Garten. Früh um vier Uhr hat er dort am Morgen schon den Wagen für einen Familienurlaub gepackt. Seine Frau, von Beruf Naturheilpraktikerin, ist es, die ihn ihrerseits immer wieder fragt und erinnert: Was willst du wirklich? Ohne sie, so sagt er, wäre er heute nicht da, wo er ist – und wo er sich richtig angekommen fühlt. Deshalb bleibt das Praxis-Telefon

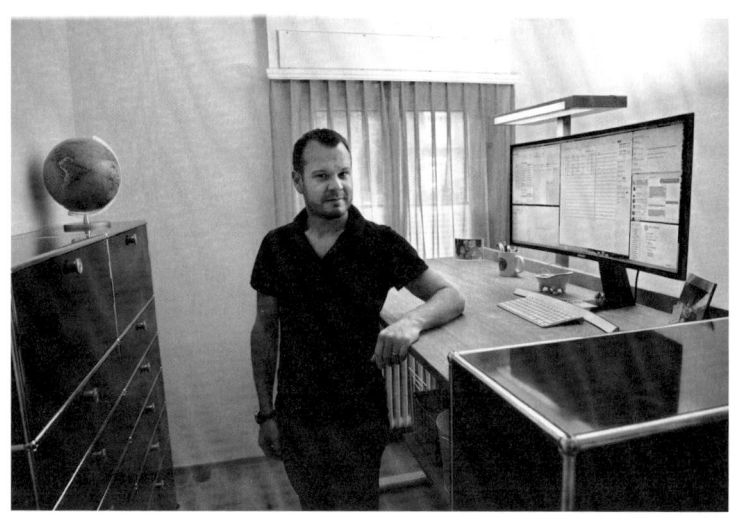

abends daheim auch abgeschaltet und kommt nicht in die Ferien mit.

Es gab Zeiten, da waren bis zu sechzig Klienten wöchentlich bei ihm in der Praxis. Mittlerweile plant er Freizeit für sich und seine Familie mit ein. Sein Zeitplan ist straff, die Praxis durchorganisiert. Ein Klick – und das Licht und Radio in allen drei Räumen geht aus. Die Termine verwaltet er strikt und übersichtlich – digital. Im ganzen Büro liegt kein Papier herum, nirgends. Nur ein gelber Klebezettel mahnt am Desktop: »Nicht länger als 15 Minuten telefonieren.« So, sagt Marco Truttmann, bleibt er frei im Kopf und kann sich ganz auf seinen Klienten konzentrieren, der ihm gegenüber sitzt oder auch mal auf der Massageliege liegt. Im Gespräch nehme er das Energiefeld eines Menschen wie auf einer Farbskala wahr. Sehe in diesem Energiefeld farbige Reaktionen, die für Andere nicht sichtbar seien. Erkenne intuitiv, was den erschöpften Klienten mit den Burn-out-Symptomen auf dem Stuhl vor ihm so fertig macht. Wisse sofort, was hinter den Verhaltensauffälligkeiten eines Kindes stecke. Beiden könne er dann ganz pragmatisch neue Einsichten und andere Sichtweisen aufzeigen, auf sich und die eigenen Möglichkeiten. Und zwar flott.

Dabei hilft ihm, was ihn als Kind eher zum Außenseiter gemacht hat: Seine eigene Form der Wahrnehmung. Marco kann diese nur schwer erklären, das Wort »hellsichtig« meidet er. Lieber gibt er ein konkretes Beispiel, wie er Menschen »durchschaut«. Er deutet am Fenster auf eine ältere Frau, die gerade die Straße entlangläuft. Für Marco ist deutlich erkennbar, woran sie körperlich und seelisch leidet, was sie an Lebensgeschichte mit sich trägt. In Stakkato gibt er wieder, was er wahrnimmt: »Da ist ein Stechen im Knie, ein Druck auf der Brust, das Gefühl, die Kinder sind undankbar, melden sich zu selten ...«

Bei Marco Truttmann muss man nicht lang und breit erzählen, was früher war. Wo und wann, in welcher Lebensepisode was begründet sein könnte. Er bohrt nicht nach, was die Leiden seiner Klienten verursacht hat. »Ich will nicht erst jahrelang über das sprechen, was in der Kindheit schiefgelaufen ist und dann, nach zehn Jahren, kommen wir zu dem, was in der aktuellen Beziehung das Problem ist. Ich will genau auf das Problem eingehen, das jetzt gerade ansteht.« Seine Aufgabe sieht er darin, seine Klienten quasi einen Schritt beiseite zu nehmen und durch einen veränderten Blickwinkel selbst erkennen zu lassen: Wie kann ich mir jetzt selbst helfen?

Seine Klienten sollen sich selbst dafür sensibilisieren: Was regt mich auf, was beruhigt mich? Was brauche ich, damit es mir besser geht – heute? Dabei gehe es im Grunde immer um dasselbe, so Marco Truttmann: Um Emotionen. Und darum, zu lernen, ab sofort anders mit Stress umzugehen. Denn der mache krank. Und so weit, sagt Marco Truttmann, müsse es gar nicht kommen: »Ich habe ein Ziel: Dass es keine Krankheiten mehr braucht, damit die Menschen neue Wege gehen.« Im Unterschied zu einem klassischen Psychologen, der seine mathematisch-statistischen Techniken habe, arbeite er »wild«. Und das via Fernbegleitungen an jedem gewünschten Ort der Welt: »Das ist ja das Schöne an meiner Arbeit – sie funktioniert universell.«

Ihm genügen für diese Fernbegleitungen Adresse, ein Foto und volle Konzentration. Zur Energieumstellung in Häusern ist er besonders viel im arabischen Raum »unterwegs«. Die Kontakte dorthin haben sich über eine Flugzeugbau-Firma in Stans ergeben. Um störende Energiefelder und damit die Ursache für Schlafstörungen und Albträume im Orient aufzulösen, müsse nicht er selbst vor Ort sein: »Das geschieht durch Engel und die vier Elemente Feuer, Luft, Erde und Wasser.« Ob nun in der Schweiz, Neuseeland oder Italien – das sei ganz gleich.

Gleich morgens, noch bevor der erste Klient an der Praxistür klingelt, hat er diese Termine zur Fernbegleitung in seinem Kalender stehen. Etwa für die Familie, die schon etliche namhafte Fengshui-Spezialisten zu sich gebeten hatte, um wieder Ruhe und Entspannung ins Haus zu bringen. Ohne Erfolg. Die Kinder fanden einfach keinen Schlaf mehr, kränkelten seit geraumer Zeit immer wieder und jetzt hatte auch noch der Vater den Job verloren. Marco wartete den nächsten Vollmond ab und machte sich dann daran, die Energie im Haus »in eine wohlige Quelle der Geborgenheit und Vertrautheit« zu wenden. Jetzt seien die Kinder wieder ohne

Unterbrechungen in der Schule und dort richtig motiviert. Und der Vater, der habe in den vergangenen drei Wochen zwei Vorstellungsgespräche gehabt.

Nach und nach wolle er alle seine Klienten so coachen, dass sie ohne den persönlichen Kontakt zu ihm klarkommen. Doch bislang sei noch in vielen Fällen die »brachiale Methode« notwendig, zu der die Klienten zu ihm in die Praxis kommen. Marco Truttmann drückt es so aus: »Manche brauchen einfach noch den gemeinsamen Kochkurs.« Aber langfristig, so ist sein Bestreben, könne er vielen Menschen quasi via Fernbegleitung die Kochbücher liefern.

Er selbst war schon immer einer, der viel auf eigene Faust dazugelernt hat. Auch, um einen Weg zu finden, mit seiner Rolle als Außenseiter klarzukommen. Schon in der Grundschule fiel er auf. Damals litt er darunter. Das Abc-Lernen und Rechnen in der Schule fiel ihm schwer, doch er konnte immer voraussagen, was es am darauffolgenden Tag zum Mittagessen geben würde. Seine Klassenkameraden kamen von Bauernhöfen und gingen in Holzschuhen und geflickten Hosen zur Schule, hatten aber dicke Vesperbrote dabei. Marco bekam für seine Mithilfe in einem Sportgeschäft zwar schickere Klamotten, konnte sich aber oft kein Pausenbrot leisten. Er suchte sich schon als Viertklässler Jobs, um eigenes Geld zu verdienen. Damit kaufte er Süßigkeiten, die er bei den Schulkameraden gegen Hausaufgaben eintauschte. Und blieb viel für sich. Er gab immer dem Sport den Vorzug, wenn andere feierten, verzichtete schon immer komplett auf Alkohol und stieg lieber schon frühmorgens aufs Rad, anstatt abends in Kneipen zu gehen.

Von klein auf träumte Marco Truttmann davon, später mal ein eigenes Baugeschäft zu haben. Ihn interessierten aber auch grundsätzliche Lebensfragen sehr. Gerade mal zwölf Jahre alt, meldete sich Marco Truttmann ohne Wissen der Eltern zu einem Mentaltraining an und setzte mit 14 Jahren dann alles dran, um eine Ausbildung zum Lebensberater machen zu können. Vorbilder gab es keine. Seine Mutter fürchtete damals vielmehr, er könne in eine Sekte geraten. Sie lehnte es auch strikt ab, wenn er von seinen Gesprächen mit Verstorbenen erzählte. Einzig die Großmutter, die als Original weithin bekannte Hosen-Josy, hatte ein gewisses Verständnis für ihn und seine besondere Veranlagung. Sie nahm ihn immer wieder mit zu Besuchen ins Spital.

Marco Truttmann beendete mit 16 Jahren die Schule, machte eine Maurerlehre, ging zum Militär und arbeitete jahrelang als Baupolier. Nebenher besuchte er berufsorientierte Kurse wie »Termingerechtes Bauen« und belegte von sich aus mentale Seminare, etwa zum »Intuitionstraining«. Seit nunmehr zehn Jahren zieht Marco Truttmann nicht mehr als Handwerker auf dem Bau Häuser hoch, sondern arbeitet ausschließlich in seiner eigenen Praxis auf geistiger Ebene daran, »die Komfortzone seiner Klienten zu vergrößern«, wie er es nennt. Heute kommen verzweifelte Mütter mit kranken Kindern zu ihm in die Praxis, drogenabhängige Jugendliche genauso wie Menschen mit Beziehungsproblemen. Führungskräfte, die keine Vertrauten mehr haben, Manager, die unter enormem Leistungsdruck stehen, Alphamänner, die ihre Schwächen haben, Fernsehleute, die einen geschützten Raum suchen. Und auch viele Therapeuten, Psychologen, die seine besondere Wahrnehmung schätzen. Menschen eben, denen ein Gesprächspartner auf Augenhöhe fehlt.

Einer seiner Klienten ist als Eventmanager erfolgreich und hat es regelmäßig mit den Schönen und Reichen der

Schweizer Glamour-Welt zu tun. Dieser Unternehmer, Anfang fünfzig, schätzt an Marco Truttmann besonders: »Er hat eine sehr subtile Art. Er weiß immer, was der nächste Schritt sein muss. Das fließt einfach bei ihm.« Dass Marco Truttmann sofort auf den Punkt kommt, voll und ganz präsent ist – das empfindet der Eventmanager als Selbstverständlichkeit. Für ihn gibt es andere Gründe, regelmäßig eine Stunde bei Marco Truttmann zu buchen: »Er ist eigenständig, nicht Teil der Szene in Zürich, Genf oder Basel. Das hält ihn frei und macht ihn nicht erpressbar.« Für ihn ist Marco »Inspirator und Berater«. Trotz der Autobahn etwas ab vom Schuss im Engelberger Tal, dafür aber auch angenehm fernab von allem »Hip & Hype« der Schweizer Hochfinanz. Truttmanns Vorzüge gegenüber Psychologen und regulären Coaches sieht der Eventmanager in der »Seelendienstleistung«, die Marco erbringe: »Marco ist nicht so intellektuell geschult, ist sehr bodenständig – und das macht es aus.«

Für ihn selbst, so sagt Marco Truttmann, ist immer alles da. Das, was er wissen muss, erkennt er im Energiefeld seines Gegenübers. Der Klient drücke mit seinem Anliegen bei ihm einen Knopf, und er produziere dazu Hinweise – »wie ein Wasserfall«. Im Schnitt verlangt er dafür 150 Franken für 55 Minuten. Von den Reicheren nimmt er auch mal mehr, von den Geringverdienern weniger – und den Armen, so sagt er, gibt er selbst jedes Jahr eine größere Summe ab. Als ihm einmal ein Manager 1.000 Franken auf den Tisch hingeschmissen habe – so von wegen »Hier nimm' und heil' mich.« – da habe er das strikt abgelehnt: »So will ich mein Geld nicht verdienen.«

In seiner Praxis »Mensch zu Mensch« stehen keine Kerzen, hängen keine Engel, qualmen keine Räucherstäbchen.

Esoterik und Spiritualität habe er durch, wie Marco Truttmann sagt. Beides sei ihm zu linear und zu dogmatisch, zu wenig auf den Menschen fokussiert. Und genau das sei für ihn zentral: sich nur am Menschen zu orientieren, ohne Hilfsmittel. Er wolle keinem auf die Füße treten, aber Karmaarbeit, Familienaufstellungen, Rückführungen und dergleichen, das sei überhaupt nicht seine Baustelle. Morgens um vier aufzustehen, damit man zwei Stunden meditieren könne – bringe ihm rein gar nichts. Lieber geht er früh hinaus und auf eine Hütte in den Bergen, wo um die Zeit sonst noch niemand unterwegs ist.

Marco Truttmann glaubt, dass es Gott gibt – »oder wie man das nennen mag«. Aber seine speziellen Fähigkeiten hätten keinesfalls etwas mit höheren Mächten zu tun; da stecke weder der Gott der Christen noch eine andere Gottheit dahinter. Überhaupt hat Marco Truttmann mit Religion nichts am Hut, auch wenn er im Kanton Uri regelmäßig Steuern für die römisch-katholische Kirche zahlt. Seine Hellsichtigkeit und die Kontaktfähigkeiten mit Verstorbenen sind für ihn nicht unbedingt eine Gabe. Er nennt es schlicht »eine Möglichkeit« zur Übermittlung von Informationen. Wenn er Hände auflege, so sagt er, dann gebe er einfach Energie weiter: »Ich weiß, wo die Quelle ist, wo ich sie holen kann. Aber wo das ist, das bleibt mein Geheimnis.«

Auch Roland, sein langjähriger Klient und alter Bekannter, erfährt darüber nicht mehr. Der 44-Jährige kennt Marco seit vielen Jahren – auch privat. Wenn er alle paar Wochen die knappe Stunde in die Praxis kommt, dann geht es um klare Ansagen, keinesfalls um freundschaftliche Ratschläge. Und schon gar nicht um Lottozahlen oder andere Zukunftsprognosen. Solche Vorhersagen macht Marco Truttmann nicht.

Leider, wie Roland sagt – und dabei lachen muss. Roland war einer der ersten Klienten, als Marco Truttmann mit Mitte Zwanzig angefangen hat, Bekannte mit seiner ganz eigenen Methode zu behandeln. Zunächst nebenher, noch bei sich zuhause, wenn er als Baupolier Feierabend hatte. Damals wurde über Marco Truttmann in seinem Heimatstädtchen Uri viel geredet. Zeitweise war er bekannter als der Pfarrer, erinnert sich Roland. Er kann gut verstehen, dass Marco Truttmann seine Praxis deshalb 2005 im eine halbe Stunde entfernten Stans eröffnet hat, wo man ihm unvoreingenommen begegnete.

Sich selbst beschreibt Roland als feinfühligen Menschen, der jahrelang in die falsche Richtung unterwegs gewesen sei. Der Probleme lange nur weggekifft habe. Schließlich krank wurde, immer mehr Schmerzen hatte, nicht mehr leben wollte. Heute sei vieles besser. Weil ihm Marco Truttmann immer wieder die richtigen Impulse gebe, um eine klare Sicht auf sich selbst zu erhalten. Der wiederum sieht ihn weder als Kiffer noch als Kranken. Aus seiner Sicht ist Roland ein Typ, der am liebsten allen alles abnimmt. Ein Trägertyp, der in vorauseilendem Gehorsam ganz darauf bedacht ist, es allen recht zu machen. Ja keine Kritik auslösen will. Der deshalb wütend ist und noch wütender wird, wenn man ihn darauf anspricht. Der aber auch schon viel bewältigt und Schritt für Schritt weitergekommen ist – für sich und das, was er selbst wolle.

Grundsätzlich geht Marco Truttmann davon aus: »Unsere Eltern sind keinen Zentimeter schuld an dem, was uns passiert. Jeder ist eigenverantwortlich.« Und auch wenn er seine Klienten immer wieder knallhart angehe und konfrontiere, so wolle er nie verletzen. Sondern immer nur sensibilisieren.

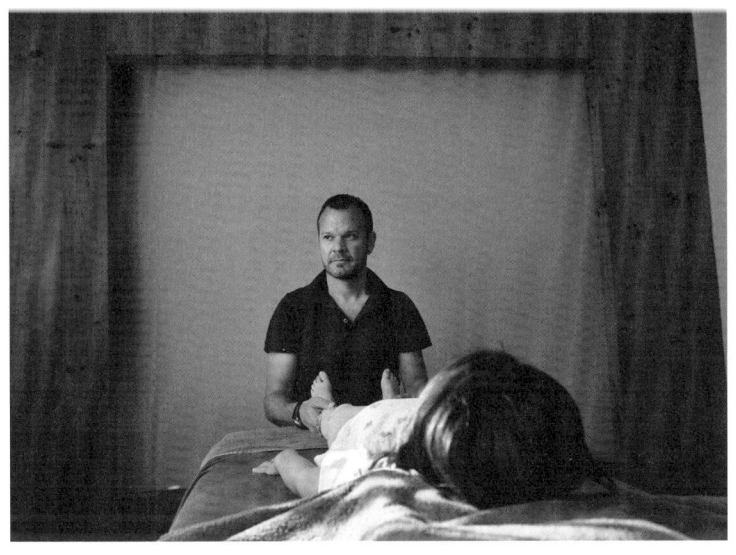

Wenn es seinem Gegenüber helfe, könne er ihm gegenüber auch ein Arschloch sein. Ihm sehr deutlich machen: »Erdbeere sein, nicht Radieschen!« Erdbeere? Radieschen? Marco Truttmann springt auf, öffnet eine kniehohe Schranktür, stellt sich darüber und markiert sie als Grenze: »Auf der einen Seite sind die Radieschen, die immer nur überlegen: Wie kann ich was in Rechnung stellen? Auf der anderen Seite sind die Erdbeeren, die sich fragen: Wie kann ich helfen?« Jeder entscheide selbst, immer wieder aufs Neue, wo er stehe. Ob er dem Ego oder seinem Verstand die Oberhand lasse. Ob er selbst der Regisseur seines Lebens sei.

Zur Veranschaulichung führt Marco Truttmann in das »Leinwand des Lebens«-Zimmer nebenan. Die Leinwand ist mit rustikalen Holzbrettern gerahmt. Hier kann der Klient bei Behandlungen für sich selbst visualisieren, was im Film seines Lebens welche Rolle spielt. Für Marco ist das der Dreh- und Angelpunkt des Daseins: Das eigene Leben selbst in die Hand nehmen. Das Schicksal meistern und zwar mit den eigenen Fähigkeiten. »Tu es! Bleib dran! Halt durch!« Marco Truttmann sagt: »Ich will weg von diesem Ding: Der Heiler wird's schon richten. Nein, ich mach's nicht für dich! Das muss schon jeder selbst tun.« Und dementsprechend gibt er seinen Klienten auch Hausaufgaben mit, die sie selbst zu bewältigen haben. »Nicht ich muss ihn glücklich machen. Ich will ihn nur dafür sensibilisieren, dass er sich selbst glücklich machen *will*.«

Die meisten seiner Klienten kommen in verzweifelter Lage auf die Empfehlung von Freunden oder Bekannten. Bei dem Manager einer großen Firma war es der Tipp eines Geschäftspartners. Die Firma stand vor dem Ruin, die Beziehung vor dem Aus. Ihm gab Marco den Hinweis: Er möge seiner Frau einen Brief schreiben und sie zu einem Spaziergang bitten, bei dem sie keine Fragen stellen, er ihr aber alles sagen wolle, was ihn bedrücke und beschäftige. Auch solle er schreiben, für was er ihr dankbar sei und was er an ihr sehr schätze. Der Brief und das Gespräch hätten geholfen, das Verhältnis zu entspannen. Dadurch hätte sich der Mann wieder geöffnet – und seine Frau ihn besser verstehen können. Auf der geschäftlichen Seite machte ihn Marco darauf aufmerksam, dass es eigentlich nur eine zentrale Figur gebe, an der seine Schieflage hänge. Der Manager entließ daraufhin noch am selben Tag seinen Buchhalter fristlos. Tage später hätte sich dann herausgestellt, dass dieser eine große Summe veruntreut habe.

Wenn Marco am Abend seine Praxis schließt, dann lässt er alle diese Geschichten hier in Stans. Dann fährt der Vater und Ehemann nach Uri rüber und kommt dort zur Ruhe, wenn er für seine Töchter an einer Kinderküche schreinert oder abends an der Feuerstelle im Garten sitzt. Da freut er sich bei allem Wohlstand, den er auf seine ganz eigene Art erreicht hat, vor allem darüber: »Emotional bin ich sehr reich.«

» Die Engel lassen sich nicht sehen, aber die bewegen mir bei jeder Frage den Pendel.

Robert Baldauf
Sulzberg, Österreich

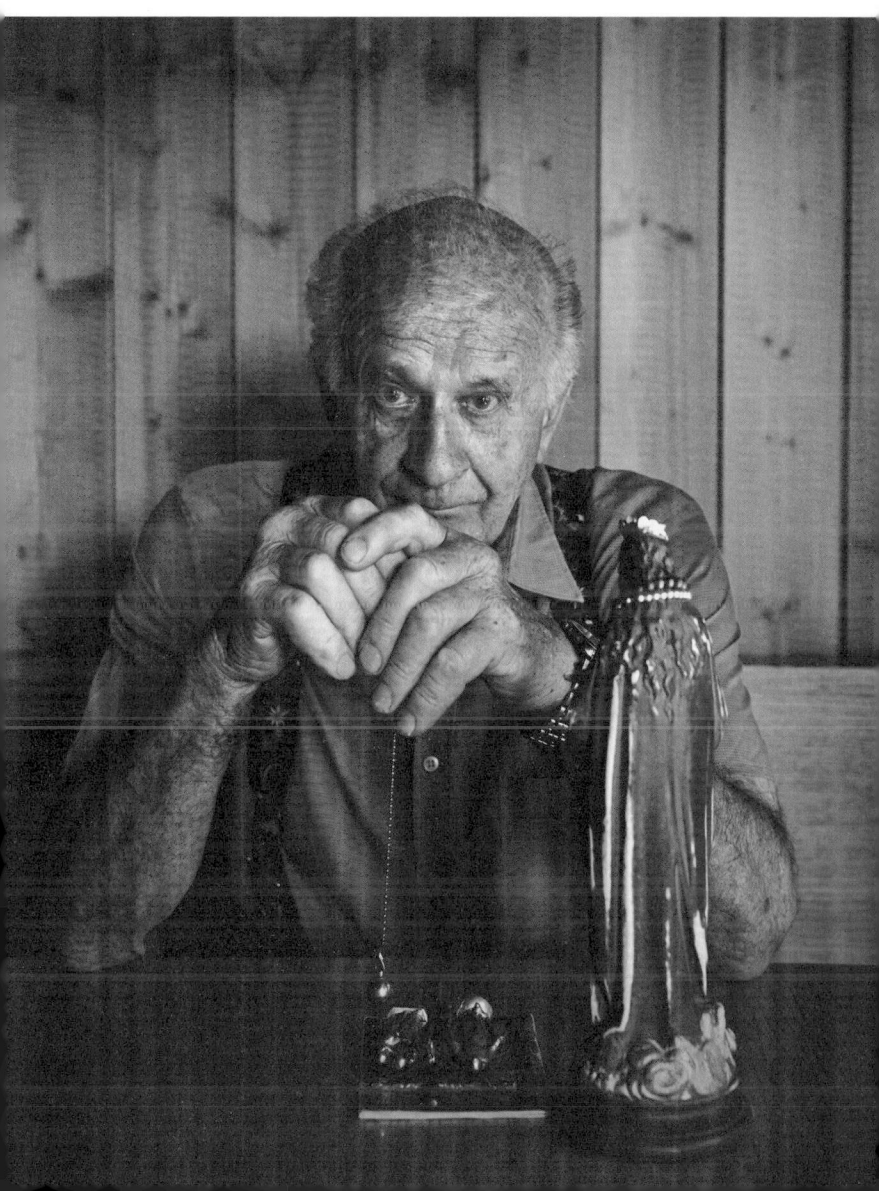

Wenn Goldfische tot im Teich schwimmen, ein Wasserrohrbruch alles überschwemmt, es nachts im Gebälk poltert – dann klingelt bald darauf das Telefon in Sulzberg bei Robert Baldauf. Wenn da mal nicht böse Nachbarn die Finger im Spiel haben und der Teufel auf ihr Geheiß sein schlimmes Spiel treibt! Robert Baldauf hört sich das ruhig an, greift zu seinem Pendel und prüft damit, ob ein Dämon dahintersteckt oder nicht. Der 78-jährige Bauer pendelt auch, um herauszufinden, welcher Tag der beste für eine Flugreise ist. Hauptsächlich aber pendelt er, um körperliche Beschwerden zu lokalisieren. Und für die gibt es dann den Segen der Engel, eine Gebetsheilung und seinen Kräutertrunk.

Auf einem Hügel mit weidenden Kühen steht das Holzhaus der Baldaufs inmitten der Vorarlberger Alpen. Heute steht ein Porsche vor dem schlichten Gehöft, in das sich Robert Baldauf mit seiner Frau aufs Altenteil zurückgezogen hat. Eine Mutter und ihre Tochter sind zu ihm hinausgefahren. Beide brauchen seinen Beistand und schätzen die Diskretion auf dem alleinstehenden Hof, der zur Pfarre Sulzberg gehört. Rein zufällig kommt hier keiner hoch, dafür ist die Zufahrt viel zu schmal und auch zu versteckt. Hier oben hat man so richtig seine Ruhe. Im Garten gedeihen Salat und Tomaten, auf der Wäschespinne gleich bei der Eingangstür trocknen Handtücher in der Sonne. Im Schuppen müsste man mal wieder aufräumen. Doch dafür fehlt Robert Baldauf gerade einfach die Zeit. Die Landwirtschaft hat er zwar an seinen Sohn abgegeben, doch wenn's drum geht, hilft Robert Baldauf immer noch aus. Ansonsten kümmert er sich von früh bis spät um die Nöte von Menschen, denen weder der Arzt noch der Pfarrer allein helfen können.

Robert Baldauf muss sich viel anhören über menschliche Beschwerden, über körperliches Leid und seelische Not. Nichts davon ist Robert Baldauf, Jahrgang 1938, fremd. Er sagt: »Diesen Menschen muss man zuhören, alles abnehmen. Wenn du selbst schon einiges erlebt hast, dann kannst du aus der Erfahrung heraus sagen: Mach das so und so.«

Als Landwirt hatte Robert Baldauf kein leichtes, aber ein sehr bodenständiges Leben. Bis zum 10. März 2003. Dieses Datum hat sich ihm fest eingebrannt. Da war er zum Holzfällen im Wald und wurde fast von einem Baum erschlagen. Mit 15 gebrochenen Rippen ist er damals noch selbst mit dem Traktor heimgefahren und kam dort gerade noch rechtzeitig an. Eine Rippe hatte die Lunge so verletzt, dass ihn nur eine Not-OP retten konnte – direkt am Straßenrand, noch bevor ihn ein Hubschrauber dann ins Krankenhaus brachte. Dort habe er den Herrgott dann gefragt: »Was hast du noch vor mit mir, dass ich nochmals davongekommen bin?«

Plötzlich war dann da dieses Buch, »Helfen und Heilen«, von dem er selbst nicht mehr genau weiß, wie es in seine Hände kam. Und die Eingebung von Engeln für eine Kräutermedizin, die bei sämtlichen Krankheiten wirke. Die hat er ausprobiert und selbst nur noch Propolis und Zuckerrohrsirup hinzugefügt, damit es nicht ganz so bitter schmeckt. Zwanzig Kräuter sammelt und setzt er dafür an, hauptsächlich Brennnessel zur Blutreinigung, dazu Holunder, Bärlauch, Liebstöckel, Pfefferminze und auch Mistel.

Und dann war da auch noch der Auftrag von der Muttergottes: Er, der gottesfürchtige Robert Baldauf, solle Menschen von Dämonen befreien. Mit seinem Pendel hat er bald selbst herausgefunden, wie er damit die Botschaften der Engel erkennen kann.

Als drittes kam ›von oben‹ der Auftrag, einen Gottvater schnitzen zu lassen. Seit der vorne über der Eingangstür an der Hauswand hängt, erzählt Robert Baldauf, ging es Schlag auf Schlag. Seither steht sein Telefon kaum still; alle wollen seine Hilfe.

Der Unfall hat ihn zum Glauben geführt – und seither kommen die Menschen zu ihm, geben seine Telefonnummer im Freundes- und Bekanntenkreis weiter, erzählen wundersame Geschichten von ihm. Sie kommen nicht nur aus den umliegenden Höfen. Mittlerweile hat sich sein Tun und sein Kräuterelixier bis ins West-Allgäu, die Schweiz und selbst bis nach Ungarn herumgesprochen, so sagt er.

Seine Hände sind mächtig groß, aber ansonsten ist Robert Baldauf eher unauffällig. Der 79-Jährige ist immer noch schlank und beweglich. Er wirkt sehr ernsthaft, doch immer wieder zuckt ein Schmunzeln etwas verstohlen um seine Mundwinkel. Dabei strahlt er eine Offenheit und gleichzeitig auch eine Selbstverständlichkeit aus, die seinen mystischen Geschichten einen beinahe alltäglichen Anklang geben. So erzählt er beispielsweise: »Im Himmel geht es ganz genau zu, da hat alles seine Ordnung. Ich habe hineingesehen, als ich meinen schweren Unfall hatte: Ganz oben sitzt der Gottvater, im Licht und Glanz, drumherum die Engel und alle Heiligen. … Und den Teufel hab ich auch schon gesehen. Das ist ein ganz ein ekelhafter Mensch. Strubbelige Haare hat der gehabt, eine Lederhose an und hat ganz grausig ausgesehen.«

Der tiefgläubige Katholik Robert Baldauf geht als Heiler systematisch vor. Wenn einer wie Alex Hess aus Oberschwaben zu ihm kommt, dann legt er ihm eine Liste vor, die dann mit dem Pendel abgearbeitet wird. Da sind alle Organe von oben nach unten aufgeführt, vom Hirn bis zum Bein. Die muss Alex Hess jetzt selbst abhaken, je nachdem, was die Engel sagen. Baldauf erklärt: »Die Engel lassen sich nicht sehen, aber die bewegen mir bei jeder Frage den Pendel.«

Ob der Alex einen gesunden Kopf hat?
Ob der Alex ein gesundes Hirn hat?
Ob der Alex ein gesundes Kleinhirn hat?
Ob der Alex gesunde Sinnesorgane hat?
Ob der Alex gesunde Mandeln hat?
Ob der Alex eine gesunde Schilddrüse hat?
Ob der Alex eine gesunde Luftröhre hat?
Ob der Alex einen gesunden Magen hat?
Ob der Alex eine gesunde Bauchspeicheldrüse hat?

Das alles wird von dem Pendel bejaht und so fragt er immer weiter: »Hast du ab und zu eine Müdigkeit? Dann schreib mal das Blut auf. Der Blutdruck ist ein bisschen hoch? Ich geb' dir meinen Kräutertrunk mit, da ist Bärlauch drin, das senkt den Blutdruck.« Weiter geht's: »Hast du einen guten Lauf beim Wasser machen?« »Könnt besser sein.« Baldauf wundert das nicht: »Mitten durch die Prostata geht die Harnröhre und wenn die Lymphdrüsen geschwollen sind, drücken die auf die Harnröhre. Schau, dass dein Blut gereinigt wird, dann schwellen auch die Lymphdrüsen wieder ab und dann hat die Harnröhre wieder Platz. Und dann hast du wieder so einen guten Lauf wie ein Junger.«

Weil Alex Hess jede Nacht zwei Stunden wachliegt, fragt Baldauf das Pendel: »Liegt der Alex auf einer Wasserader?« Das Pendel sagt: »Ja.« »Jetzt schauen wir, was du für eine Wasserader unterm Bett hast. Da geht eine Ader von links nach unten, ziemlich groß. Jetzt dreht sich der Pendel. Eine Querader geht auch noch durch.« Robert Baldauf holt drei Kupferringe aus einfachem Draht, den er selbst geflochten hat. Den soll sich Alex Hess unters Bett legen. Auch eine Flasche seiner Kräutermedizin gibt er ihm mit. Bevor der heilsuchende Besucher geht, gibt es noch eine Heilung, gleich und direkt. Dazu betet Baldauf mit Pendel, Rosenkranz und Gebetsbüchern: »Wir bitten die Gottesmutter Maria und den Pfarrer Hieber um den heilenden Segen, dass du von allem Unguten befreit wirst, dass keine unreinen Seelen und Geister Platz finden, dass deine Prostata, Blut, Nerven gesund werden. So bitten wir um diesen heilenden Segen. Amen.«

Alex Hess steht auf, klemmt wortlos zwanzig Euro unter die Marienfigur auf dem Tisch. Draußen in der Küche scheppern die Töpfe von Frau Baldauf, während sich die beiden Männer noch gegenseitig austauschen über die legendären Heilungen von Pfarrer August Hieber, dem Segenspfarrer vom Allgäu. Pfarrer Hieber ist seit bald fünfzig Jahren tot und gilt bis heute als »inoffizieller Heiler«, der nach wie vor wirkt. Baldauf ehrt ihn mit einem Bild in seinem Herrgottswinkel und schwört auf die Quelle mit heilendem Wasser, die neben einer alten Kapelle im Wald zu fließen begann, nachdem Pfarrer Hieber sie gesegnet hatte.

Für seine Dienste verlangt Baldauf kein Geld. Meist geben ihm die Leute um die zehn Euro. Manchmal sind es auch zwanzig Euro. Die bringt Baldauf als Spende zum

Pfarrer und lässt immer mal wieder eine Messe lesen für die toten Seelen: »Ich arbeite für Gotteslohn. Das muss ich auch so machen, damit ich sauber bleibe.« Nur einmal, als eine ältere Dame ihm aus Dankbarkeit 1.000 Euro im Umschlag auf dem Tisch liegen ließ, da hat Robert Baldauf beschlossen, damit den Feldweg von der Landstraße zu seinem Haus ausbessern zu lassen. Jetzt können die Leute auch bei Schnee bis zu ihm kommen. Die empfängt er dann in der guten Stube, die eigentlich ursprünglich nur an Feiertagen genutzt werden sollte.

Robert Baldauf hat jeden Tag aufs Neue volles Gottvertrauen und Zutrauen in sein Tun. Denn ganz gleich, mit was die Leute zu ihm kämen – »die Engel wissen immer genau, was die Menschen haben«. Und als kräuterkundiger Laienmediziner hat er in seinem Wohnzimmerschrank und draußen im Flur für alle Gebrechen etwas da: Ulrichswasser aus der nahegelegenen Ulrichsquelle gegen den Husten, Aroniasaft für den Kreislauf, Pulver aus der Teufelskrallen-Pflanze für Knochen und Gelenke und Stechpalme (auch Christdorn genannt) bei Fieber und Grippe. Neuerdings hat Baldauf zudem kleine Stücke der hellen, getrockneten Tayuya-Heilwurzel, die Indianer in Brasilien seit 800 Jahren anwenden. Dazu reicht Baldauf ein kopiertes Beiblatt. Darauf steht, dass diese Wurzel nicht nur die im Körper gespeicherten Schlacken und Giftstoffe löse und »mit Erfolg« eingesetzt werde »bei Diabetes, Herzbeschwerden, Ohrensausen, Gallensteinen und vielem mehr« – sondern auch die Frage rechtfertige: »Ist das die Rettung vor Krebs?«

Alles andere, was Baldauf mit seinem Kräuterschnaps unters Volk bringt, wächst direkt hinterm Haus oder findet sich am Waldrand drüben. Morgens, noch bevor es zu heiß wird, zieht Baldauf bei gutem Wetter mit der Sense los und mäht auf der Pferdekoppel die Brennnesseln. Von dort sieht er weit. Man erkennt den Bödele zwischen Dornbirn und Rheintal, die Schneiderspitze als Vorberg des Bregenzer Walds und drüben in der Schweiz den 2.500 Meter hohen Säntis. Wieder daheim setzt Robert Baldauf im Keller große Mengen der Kräuter an. Heute sind es vier 200-Liter-Fässer gehäckselte Brennnesseln. Daneben stehen schon 14 Kübel voll mit eingekochtem Holunder. Baldauf prüft und seufzt: »Das alles ist eine Heidenarbeit.« Er muss noch mehr ansetzen, das wird nicht ausreichen: »Es redet sich rum, dass man bei mir gesund wird. Dann wird's halt stressig.« Im März geht es los mit der Kräutertrunk-Produktion, die dann ganze Fässer füllt. An die 1.000 Liter wintert er im Herbst ein.

Viele Tipps dazu hat er in seinem »Helfen und Heilen«-Buch gefunden, eine broschierte Zusammenstellung mit Rezepturen quer durch die Botanik. Für was welche Kräuter gut sind, das hat er schon als kleiner Bub bei der Heuernte mitbekommen. Die Bestätigung, dass die Engel die Rezeptur richtig angegeben haben, lieferte ihm beispielsweise eine nierenkranke Frau. Deren Werte hätten sich so gebessert, erzählt Robert Baldauf, dass die Ärzte schließlich nachgefragt hätten und sein Kräuterelixier im Labor untersuchen ließen. Als Ergebnis habe es die ausdrückliche Empfehlung gegeben: »Diese Medizin dürfen Sie trinken.« Baldauf ist davon überzeugt: Mit täglich ein, zwei Schlucken seiner Kräutermedizin bekommt man selbst Brust- und Prostatakrebs im Anfangsstadium weg.

Wichtig sei halt das Beten: »Dr Herrgott kannsch zu allem bitten.« Nur sollte man halt nicht erst in der Not beten, sondern schon auf Vorrat vorweg. Baldauf sagt, sein ganzes

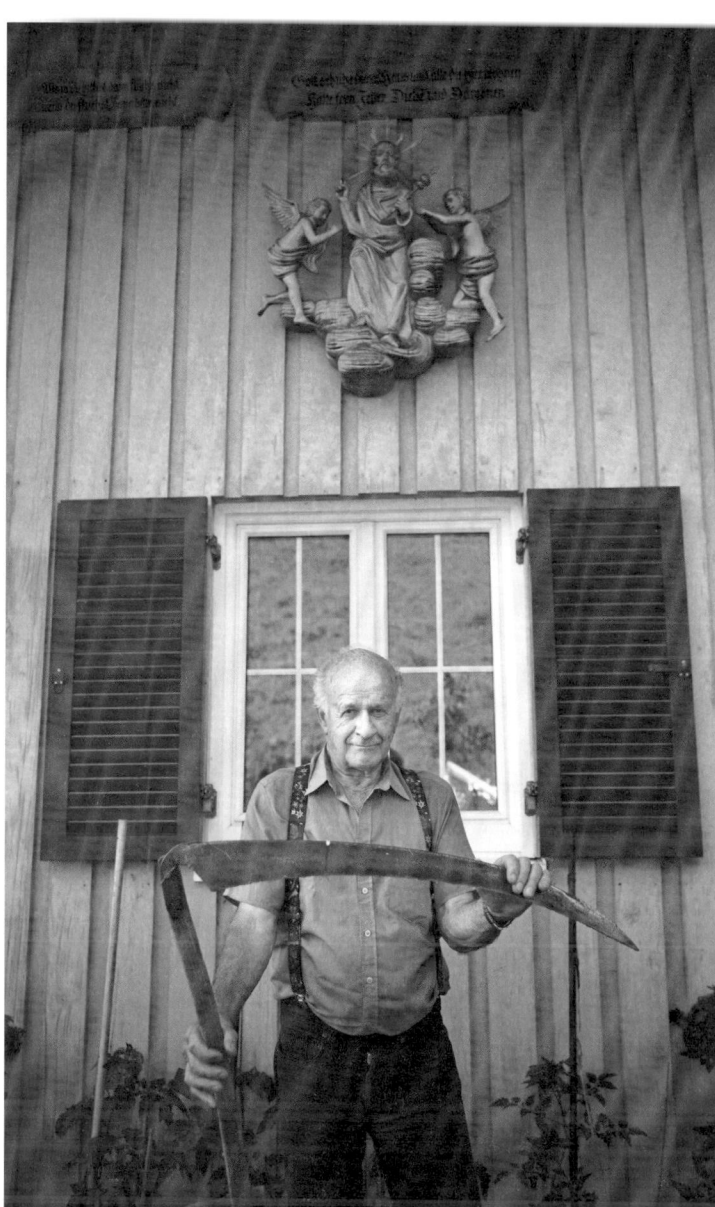

Leben sei mittlerweile ein Bitten und Beten. Und, ganz wichtig: Immer Weihwasser in Reichweite, um sich selbst vor den Dämonen zu schützen. »Dämonen haben wir in Hülle und Fülle.« Er weiß noch, die Frau mit den entzündeten Eierstöcken. Da habe er leichtsinnig gedacht: Na, das kann ich ja nicht kriegen, Eierstöcke habe ich keine. Da brauch ich mal kein Weihwasser. Und prompt habe er eine Samenstrangentzündung bekommen. So würden sie es machen, die Dämonen – einfach auf den nächsten überspringen.

Was oder wer Dämonen sind? Meistens stecken nach Ansicht von Baldauf Verwandte, der Nachbar, oder andere »gehässige Leut'« dahinter – und fast immer gehe es um Geld. Für ihn steht fest: »Wer einem etwas Schlechtes wünscht, der ist eh schon vom Teufel besessen und geldgierig. Der muss zum Teufel nur sagen: Guck, dass es dem schlecht geht – und schon ist es passiert. Wenn man dann zum Arzt geht, dann findet der nie etwas, weil das ja Geister sind, die einen quälen. Und gegen die helfen auch die stärksten Tabletten nichts.« Wer mit Dämonen zu kämpfen hat, dem kann Baldauf vor allem einen Rat geben: »Weihwasser, Weihwasser und nochmal Weihwasser.« Er selbst habe für den Fall der Fälle immer die Dämonenlitanei zum heiligen Erzengel Michael parat, die drückt er Besuchern häufig in die Hand – »dann können sie sich etwas hineinsteigern in den Glauben«. Dabei haben diese bösen Geister für ihn durchaus eine Daseinsberechtigung: »Wenn Gott die Dämonen net wollt, dann hätte er die längst alle vertrieben.« Robert Baldauf kneift die Augen zusammen und fügt an: »Wenn's die nicht gäbe, dann hätten wir den Himmel auf Erden!«

Vieles von dem, was Baldauf erzählt und praktiziert, ist hier vor Ort keinesfalls Anlass zur Verwunderung. In dieser

Gegend gibt es immer noch Menschen, die Warzen nach althergebrachtem Brauch mit einer sehr dünnen Scheibe Schweinefleisch oder einer Zwiebelschale einstreichen. Diese Fleischscheibe oder Zwiebelschale wird vergraben, drei Vaterunser gebetet – und nach sechs Wochen, so heißt es, ist die Warze verschwunden. Vorausgesetzt, man hat in der Zeit nicht nach ihr geschaut.

Im Allgäu wie auch im Vorarlberg gab es beinahe in jedem Dorf fromme und naturheilkundige Menschen. Der eine hat gebetet, der andere gependelt. Alex Hess erinnert sich: »Meinem Vater wurden die Schweine gestohlen, und der hatte einen Freund wie Robert Baldauf. Der hat meinem Vater gesagt: Bis du zu Hause bist, habe ich dem so die Hölle heiß gemacht, dass er die Schweine wieder bringt. Und so war es auch.« Heute, so weiß er es aus seinem Bekanntenkreis, sucht man solche Leute, wenn die Schulmedizin nicht mehr helfen kann: »Erst dann glaubt man es. Vorher nicht.«

Die Schulmedizin, so sagt Robert Baldauf, die braucht keinen Herrgott. Das sei bei ihm als Heiler anders: »Wir brauchen den Herrgott, die Engel, die Muttergottes. Jeder muss bitten. Dann werden wir auch gesund. Und wir müssen schauen, dass wir nicht zu viel mit den Geistern zu tun haben, sondern dass wir sie vertreiben.«

Nicht nur Geister und Dämonen erfordern nach Ansicht von Robert Baldauf höchste Wachsamkeit. Auch Wachskerzen und Pflanzen in Wohnräumen hat er als Auslöser von Krankheiten ausgemacht. Er hat ausgependelt: »Drin lassen kann man Efeu, Farn und Asparagus. Alle anderen erzeugen stickige Luft, und wenn wir stickige Luft atmen, dann entzündet sich die Galle, das gibt mit der Verdauung Probleme, da hat man immer zu viel Galle und einen Blähbauch.« Wie da eines mit dem anderen zusammenhängt, das zeigt er in seinem alten Anatomie-Atlas. Und von wegen Frühjahrsmüdigkeit – nach Ansicht von Robert Baldauf ist das nichts anderes als die Folge von schlechter, stickiger Luft, monatelang. Er könne deshalb nur raten: Pflanzen und Kerzen raus!

Bei Robert Baldauf summen die Bienen im Garten von Blüte zu Blüte. Für seine Imkerei hat er mehrere Auszeichnungen bekommen. Mittlerweile fehlt ihm die Zeit dafür. Der Dreiklang von Telefon, Pendel und Kräutertrunk bestimmt seinen Tag. Jeder, der ihn anruft, wird mit Namen und Krankheit notiert. Diese Liste geht er dann abends per Fernheilung durch. Dazu braucht er idealerweise ein Foto, mehr nicht. Den Rest erledige das Pendel, und das schlägt aus wie von Geisterhand bewegt. Für Baldauf sind das die Engel, für andere wird hier geistige Energie umgesetzt in körperliche Energie, und die bringt das Pendel dann zum Schwingen. Wobei Baldauf sagt, er könne auch ohne Pendel arbeiten – aber er schaue ihm einfach gerne zu.

Jeden Sonntag geht Baldauf zur Kirche. Hinterher ist Frühschoppen und da spielt er gerne Schafskopf. Nach dem Wirtshaus kann es schon auch mal vorkommen, dass er seine besondere Verbindung nach oben ausnahmsweise ganz für sich selbst nutzt. Und zwar dann, wenn er auf dem Heimweg keinem Gendarmen begegnen will. Bis jetzt hat das gut geklappt.

Daheim klingelt dann meist schon wieder das Telefon. Bis gegen 22 Uhr rufen an manchen Tagen die Leute an. Baldauf ist regelrecht belagert von Menschen, die er retten soll. Manche melden sich täglich: »Mich quält es wieder. Kannst du mich befreien?« Als ganz besonders hartnäckigen

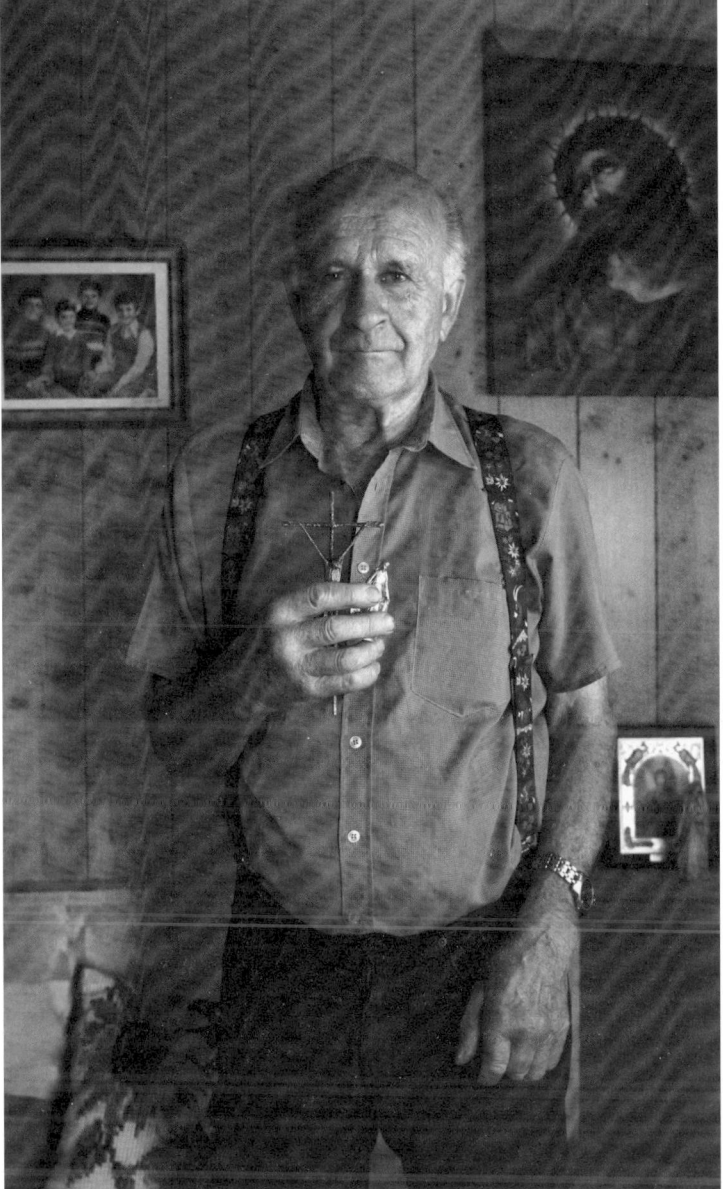

Fall schildert er jene Frau, die selbst pendelte und damit den Teufel von der ganzen Welt vertreiben wollte. »Das ist ihr nicht gelungen und jetzt hat sie ihn in ihrem Haus. Da passiert immer was. Es ist eine Katastrophe.« Das habe die Frau so gepeinigt, dass sie schon zum Arzt gehen wollte deswegen. »Nein, nicht zum Doktor – geh zum Pfarrer! Der soll das Haus segnen«, riet ihr Baldauf da. Und weil das beim ersten Mal nichts gebracht habe, bot er an: »Wenn du das nächste Mal was hast, dann segne ich zuerst den Priester und der kann dann das Haus segnen.«

Auch der Pfarrer war schon in eigener Sache bei ihm. Er hatte seit zwei Monaten körperliche Beschwerden, die einfach nicht besser wurden. Bei Baldauf am Wohnzimmertisch stellte sich mit dem Pendel dann heraus: »Er hatte eine ganz andere Krankheit und war total falsch behandelt worden.«

Baldauf und sein Pendel. Für Geld darf man das nicht machen, sagt der 79-Jährige. Und man dürfe auch nicht wegen der Liebe fragen, ob eine Scheidung kommt oder die Ehe hält. Das stimme manchmal und manchmal nicht. Und mache die Leute nur süchtig. Über das Pendel könne er allerdings noch was anderes: Mit Verstorbenen reden. Da könne er jeden anrufen und herholen, »die sind überall um uns rum«. Keiner von denen, so sagt Baldauf, wolle wieder zurück auf die Erde, »so schön muss das im Himmel sein«. Nur die Selbstmörder, die würden das nie wieder tun, und würden zutiefst bedauern, dass sie ihrem Leben hier ein vorzeitiges Ende gesetzt haben.

Draußen wird es langsam dunkel und da ruft noch eine Frau an, die sich regelmäßig bei ihm meldet. Sie ist zweimal geschieden, und beide Männer, so sagt Baldauf, verfluchen sie jeden Tag. Da spürt sie dann diesen Druck im Kopf – und

Brustbereich und diese Nervosität, an der Baldauf den Dämonen erkennt. Da hilft seiner Ansicht nach nur: Weihwasserschutz und eine Dämonenlitanei. Für jeden Dämon betet er ein Vaterunser und bittet die Muttergottes, dass sie diesen Dämon beseitigt. Auch den Pfarrer Hieber und die Erzengel Michael, Gabriel, Raffael und Uriel ruft er an: »Die müssen den Herrgott bitten, dass es diesen Leuten wieder gutgeht.«

Für ewig, so sagt Robert Baldauf, kann man die Dämonen nicht vertreiben. Oft kommen sie nach drei bis vier Wochen wieder. Hocken in einem drin, quälen einen – und der Arzt findet nichts. Es habe ein paar Jahre gebraucht, bis er drauf gekommen sei, wie das läuft mit den Dämonen.

Dabei kosten ihn auch die Menschen, die seine Hilfe als Telefonseelsorger, Exorzismusnotruf oder auch Kräuterkundigen beanspruchen, viel Kraft. »Vor allem die Blöden. Die einfach Gestrickten, die saugen dich aus.« Immer habe er Weihwasser zur Hand, um sich zu schützen, damit kein Dämon auf ihn überspringe. Immer müsse man sich bekreuzigen. Den Erzengel Michael drum bitten, dass er von Dämonen befreit. Grad, wenn man so wie er, alle Menschen ins Haus lässt. »Ja, das ist sinnvoll. Man glaubt ja nicht, was die Leute alles so mitschleppen.«

Robert Baldauf klingt ganz so, als habe er sich all dem ergeben, in sein Schicksal gefügt. Er tut, was er kann. Und sagt: »Ich bin dazu beauftragt und deshalb mach ich des. Da kann ich net sagen: Den mag ich net. Zu mir kann jeder kommen. Jeder Mensch isch gleich viel wert.«

» Ich sehe die geistigen Heilweisen als wunderbare Ergänzung des Medizinsystems um eine spirituelle und energetische Komponente.

Sabine Rohwer
Sielbeck bei Eutin

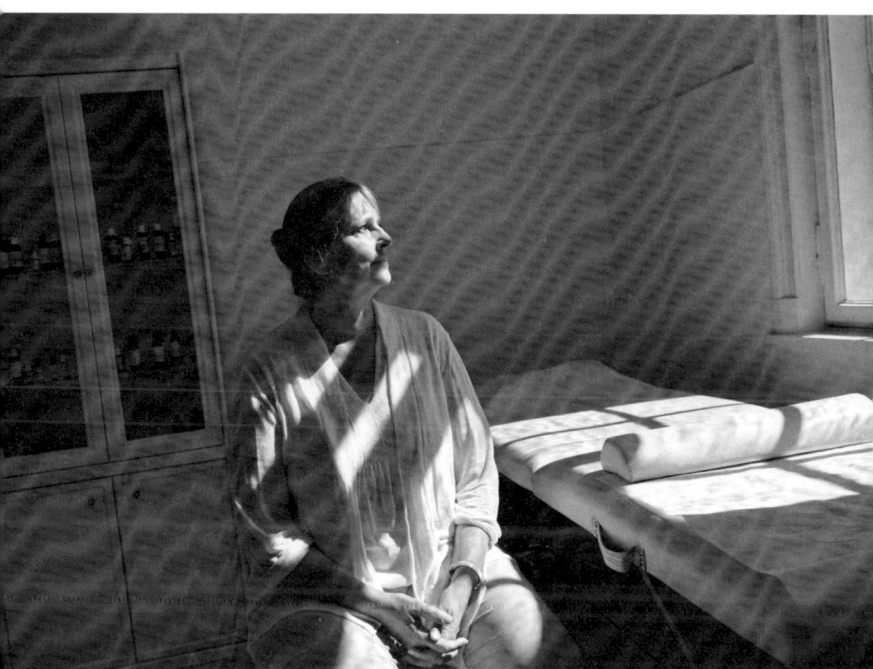

Einen Dank wollte er nie. Der Alte am Timmendorfer Strand wusste, wie man Warzen und Akne bespricht, so dass sie verschwinden. Da trat man stillschweigend ein und ging auch wieder stillschweigend. Ohne ein Wort des Dankes – denn das hätte die Gabe, die dem Heiler vom Großvater weitergegeben worden war, unwirksam gemacht.

So zumindest erzählt es der Taxifahrer. Seine Akne war nach zwei Besuchen am nahen Timmendorfer Strand verschwunden. Das ist lange her, und was aus dem alten Mann geworden ist, das weiß er nicht. Heute fährt er öfter Menschen vom Bahnhof Eutin die 15 Minuten bis nach Sielbeck hinaus zu Sabine Rohwer, die als christliche Heilerin bekannt ist. Sie ist die Vorsitzende des Dachverbands Geistiges Heilen e.V. (DGH) und vertritt als ausgebildete Sprachlehrerin die Anliegen der rund 5.000 Mitglieder eloquent und wortgewandt. Sie setzt sich für einen Berufsverband der Heiler ein, will das Berufsbild gesellschaftsfähig machen. Dann, so hofft sie, wird auch eine engere Zusammenarbeit mit den Krankenkassen möglich. Die 57-Jährige sagt: »Ich sehe die geistigen Heilweisen als wunderbare Ergänzung des Medizinsystems um eine spirituelle und energetische Komponente.«

Sabine Rohwer lebt und arbeitet gemeinsam mit ihrem Mann Mark und Tochter Isabella seit vier Jahren in dem restaurierten Herrenhaus am Kellersee, das sie unter dem

Namen »Animata Charité« als Zentrum für Ganzheitsmedizin führt. Das ehemalige Sanatorium in der Holsteinischen Schweiz wurde nach dem Zweiten Weltkrieg als Institut für Virusforschung genutzt und stand dann leer. Mit Sabine Rohwer und ihrer Familie sind hier wieder Patienten eingezogen und sorgen für Betrieb in dem herrschaftlichen Anwesen. Die meisten der stationären Patienten haben Krebs und bleiben über Wochen oder Monate. Und manche sterben auch hier.

Der Eingang ist blütenumrankt. In der Empfangshalle hängt ein schwerer Kronleuchter von der holzvertäfelten Decke und von der Terrasse aus blickt man auf den Park mit den alten Buchen und mächtigen Ahornbäumen. Dahinter kräuselt sich der mit Schilf umwachsene See. Hier hört man nur den Wind in den hohen Bäumen, Vogelstimmen. Eine Frau liegt windgeschützt auf der Terrasse im Liegestuhl und ruht sich aus. Sie ist schwer krank, leidet an Darmkrebs mit Metastasen. Seit mehreren Wochen bewohnt sie eines der fünf Apartments im Obergeschoss von »Animata Charité«. Ihr steht hier ein zehnköpfiges Team aus Heilern, Heilpraktikern, Masseuren, Physiotherapeuten zur Verfügung – energetisch, mental, spirituell und physisch. Ein Koch bereitet eigens auf sie abgestimmte Speisen zu. Leichte Kost wie Kürbissuppe.

Montags ist Ruhetag, da kommen keine ambulanten Patienten ins »Animata Charité« und Familie Rohwer bleibt mit den stationären Patienten unter sich. Da hat Sabine Rohwer etwas Zeit, um von sich selbst zu erzählen. Sie ist 1960 in Hamburg geboren, in einem christlichen Umfeld aufgewachsen und lacht ein glockenhelles Lachen, wenn sie sagt: »Den Glauben an Gott und Jesus Christus habe ich gut vermittelt bekommen.« Ihre Familie stammt ursprünglich aus Brasilien, wo die Ururgroßmutter bei einem Stamm am Amazonas lebte. Sie war mit ihren Eltern, Hamburger Kaufleuten, nach Brasilien ausgewandert, um dort eine Kaffeeplantage aufzubauen. »Dort hat sie sich in einen Schamanen verliebt. Meine Urgroßmutter ist das Ergebnis dieser Liebe«, erzählt Sabine Rohwer. Die Familie war damals keinesfalls einverstanden mit dieser Liebschaft und brach die Zelte in Brasilien bald wieder ab. Zurück an der Elbe hieß es dann, man habe das Klima nicht vertragen.

Und eben auf diesem Wege brachte die Familie schamanisches Blut mit nach Hamburg. Die Urgroßmutter blieb zeitlebens mit Tieren und der Natur sehr verbunden: »Das spüre ich heute noch.« Und ihre Großmutter, so erzählt Sabine Rohwer, brachte ihr als Kind in einem Hamburger Vorort dann ganz nebenbei und selbstverständlich bei, wie man mit Tieren sprechen kann, dass einem Bäume etwas sagen, wenn man genau hinhört, dass jedes Lebewesen eine Aura hat: »Das alles war als Kinder für uns ganz normal.« Bis heute gilt für sie: »Man kann jederzeit telepathisch Kontakt zu jedem Tier aufnehmen.« Dazu stelle man sich dem Tier vor, begrüße es und frage, ob man mit ihm sprechen darf. In der Regel seien die Tiere damit einverstanden. Und ja, die Tiere würden Fragen beantworten und auch erzählen, was sie selbst beschäftigt. So könne man auch mit Tieren energetisch arbeiten und erfahre beispielsweise, dass sie das Trockenfutter nicht mögen und deshalb so schlecht essen.

Als junges Mädchen wollte Sabine Rohwer Tiermedizin studieren – bis ihr der Lateinlehrer aufgrund ihrer Sprachbegabung dringend riet, sie solle Sprachen studieren und mit Menschen arbeiten. Sabine Rohwer ging daraufhin zum Romanistik-Studium nach Italien, kehrte dann als Übersetzerin und Dolmetscherin in den 1990er Jahren nach Hamburg zurück und gründete eine Sprachschule. Anderen zu helfen war ihr schon damals wichtig – und mit der Sprache konnte sie Schülern aus aller Welt einen Weg aufzeigen, sich in Deutschland zurechtzufinden. Als Ausgleich, um Stress abzubauen, entdeckte sie Yoga für sich. Auch dort fiel sie dem Lehrer auf. Der Kundalini-Yogi sagte ihr: »Du kannst ja in die Menschen hineinsehen – daraus musst du was machen!«

Deshalb beschäftigte sie sich intensiver mit Sat Nam Rasayan, einer meditativen Heilform, die aus Kundalini-Yoga heraus entstanden ist. Sat Nam Rasayan wird hauptsächlich durch praktische Übungen über Jahre hinweg vermittelt. Sie als Sprachlehrerin interessierte sich nicht nur für das Erlebnis des Heilens, sondern auch für die theoretischen Hintergründe. Auf ihrer Suche danach lernte Sabine Rohwer nach und nach verschiedene Heiler und ihre Methoden kennen. Das war etwas für sie, hier fand sie wieder, was ihr die Großmutter so früh nahe gebracht hatte: Dass es jenseits der Sprache noch eine andere Form der Wahrnehmung und auch Kommunikation gibt. Sabine Rohwer machte selbst diverse Heilerausbildungen, kombinierte das Gelernte mit ihren Kindheitserfahrungen und entwickelte daraus ihren eigenen Stil.

Das sprach sich herum. Und bald schon hatte sie es als geistige Heilerin in Hamburg mit Schwerkranken zu tun. Mit Menschen, die einen anderen Weg gehen wollten als den durch das gängige Gesundheitssystem. Mütter, die für ihre Kinder eine möglichst schonende Behandlungsform als Alternative zu dem suchten, was ihr Hausarzt anzubieten hatte. Sabine Rohwer findet die Behandlung von Babys und Kindern bis heute ganz besonders faszinierend. Wenn sie von ihnen spricht, leuchten ihre grünen Augen noch intensiver:

»Die haben noch keine dicke Mauern um sich herum. Das ist ganz, ganz wunderbar, wenn man diesen kleinen Wesen, die noch das ganze Leben vor sich haben, helfen kann, in die Gesundung zu gehen.«

Zunächst führte sie ihre Sprachschule fort und praktizierte im Zirkel mit fünf Freunden, allesamt aus dem Gesundheitsbereich, als Heilerin je nach Bedarf. Im Jahr 2004 gab es dann den Gesetzesentscheid vom Bundesverfassungsgericht, wonach die Bezeichnung als Heiler zulässig ist und Menschen wie Sabine Rohwer offiziell heilerisch tätig sein dürfen. Für sie und ihren Freundeskreis war das ein langersehntes Signal zum Aufbruch. Gemeinsam traten sie an die Öffentlichkeit und eröffneten im Hamburger Stadtteil Groß Borstel ein Heilkundezentrum: »Wir hatten mit der Zeit dieses System entwickelt, mit dem wir auf allen Ebenen Heilung anregen wollen.«

Nach elf, zwölf Jahren stießen sie damit an Grenzen – und zwar in räumlicher Hinsicht. Der Platz reichte wegen der großen Nachfrage einfach nicht mehr aus. Mehr und mehr war bei Sabine Rohwer zudem die Ansicht gereift, dass Patienten mit schweren chronischen Erkrankungen und Tumoren einen geschützten Rahmen benötigen, um wieder ganz gesund zu werden. Viel Natur, Ruhe, Bewegung und eine abgestimmte Ernährung, von vegetarischer Küche bis hin zu veganer und ketogener Kost. Ketogen bedeutet: nicht mehr als 20 bis 30 Gramm Kohlenhydrate pro Tag. Und genau das hält Sabine Rohwer für Tumorpatienten am geeignetsten. Für diese Vision fehlte es in Groß Borstel schlicht an Rückzugs- und Übernachtungsmöglichkeiten. Doch mit dem Haus am See in Sielbeck, eineinhalb Bahnstunden von Hamburg entfernt, wurde all das möglich.

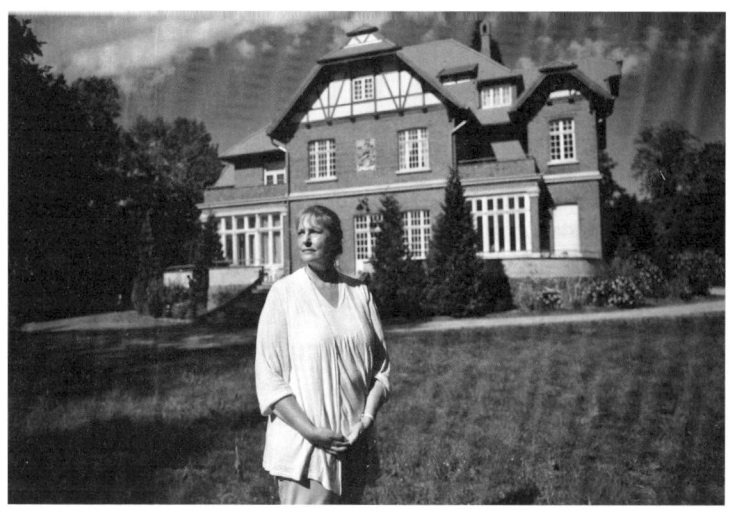

Sabine Rohwer mit den kräftigen, blonden Haaren erinnert an eine Anwältin, wenn sie über die besondere Beziehung zu ihren Patienten spricht. Wie sie da weiß gekleidet hinter ihrem Schreibtisch sitzt, so hell im Sonnenlicht, das zwischen den Bäumen durch ins Büro auf den aufgeräumten Schreibtisch fällt, da wirkt sie unerschütterlich. Da lässt sich vage erahnen, welche Zuversicht die 57-Jährige mit ihrer soliden Art und klaren Ausdrucksweise Menschen geben kann, die in der Schulmedizin als austherapiert gelten oder sich von der nicht ausreichend gesehen fühlen. Und wie viel Kraft es sie kosten muss, damit sich die Schwere der Erkrankungen nicht auf das Gemüt der Menschen hier legt.

Das Spektrum der Behandlungsmethoden, die sie hier mit ihrem Team offeriert, ist breit. Als geistige Heilerin hat sie in rund 20 Jahren Tausende begleitet und immer wieder auch energetisch geheilt, wie sie sagt. Viele ihrer Patienten kommen seit zehn Jahren oder länger zu ihr. Es gibt nichts, was sie nicht behandelt. Manche Patienten, denen sie helfen konnte, kommen mit einer simplen Erkältung vorbei. Dann wieder bringt ein zufriedener Patient erkrankte Freunde oder Familienangehörige zu ihr. Es gibt Patienten, die bitten sie einfach um ein Gebet als christliche Heilerin. Andere buchen ein Apartment wegen ihrer energetischen Arbeit als Geistheilerin. Häufig sind das Krebspatienten.

Hier, abgelegen und weit entfernt von allem Großstadttrubel, ist Ruhe. Frau Huber, die Chefsekretärin, verwaltet die Termine. Ein Koch kümmert sich um die exakte Umsetzung des Speiseplans, den Sabine Rohwer mit jedem Patient individuell abstimmt. Gerade bei Krebspatienten achtet sie auf minimale Kohlenhydratzufuhr, weil diese sich in Zucker umwandeln und angeblich Tumorzellen auslösen können. Hier fühlt sie sich gewappnet für das, was die Menschen von draußen mitbringen. Oft sind es Umwelteinflüsse, die Patienten krank gemacht haben. »Viele haben Giftstoffe in sich und es nimmt rasant zu, dass es deshalb zu neurologischen Erkrankungen kommt. Wir nehmen Gifte über Leitungswasser, Abgase, Luft, Kosmetik, Ernährung oder Zahnfüllungen auf.« Dabei sei es eben nicht nur das Amalgam, das schädlich sei. Goldzahnfüllungen sind ihrer Meinung nach oftmals verantwortlich dafür, dass Frauen kinderlos bleiben, weil sich das Gold in den Eierstöcken ablagere – »warum auch immer das so ist«. Gifte könnten eine Dysfunktion der Schilddrüse hervorrufen, sagt sie, Aluminium Brustkrebs, Quecksilber könne zu Demenz führen. Doch da könne man eingreifen: »Wenn man entgiftet – indem man energetisch die Entgiftungsorgane aktiviert und das durch pflanzliche Stoffe verstärkt – können diese Menschen wieder gesund werden.«

Sabine Rohwer fuhlt sich mit dem, was sie tut, von den Menschen im Ort und auch von den Ärzten in ihrem Umfeld akzeptiert. Das habe ein bisschen gedauert, aber mittlerweile habe man eine Ebene gefunden, auf der man sich gegenseitig respektiere und zusammenarbeiten könne. Ganz offen könne sie mit dem Arzt vor Ort sprechen, ihm auch Hinweise geben wie: »Ich sehe und weiß, dass diese Patientin Parasiten im Körper hat.« Und gemeinsam überlege man dann, wie man vorgehen könne, um der Patientin zu helfen.

Im »Animata Charité« läuft alles im familiären Rahmen ab. Im Hintergrund kümmert sich ihr Mann, Mark Rohwer, um den reibungslosen Ablauf. Er ist für die Öffentlichkeitsarbeit zuständig. Und auch er kennt jeden Patient, der länger bleibt. Wie viel Empathie damit einhergeht, klingt durch, wenn er sagt: »Jeder, der hierher kommt, bringt eine eigene Geschichte mit. Und wir lernen mit jedem Menschen etwas Neues dazu!«

Sabine Rohwers Tochter, die 26-jährige Isabella Semeraro, assistiert ihrer Mutter in der Geschäftsleitung. Sie hat Wirtschaftspsychologie studiert und von ihrer Mutter nicht nur die intensiven, strahlenden Augen geerbt, sondern auch die Leidenschaft fürs Heilen übernommen. Sie hatte zwar über ein Medizinstudium nachgedacht. Doch zum einen dauerte ihr das zu lange, zum anderen beinhalte das eben auch Behandlungen wie Chemotherapien. Und die widerstreben ihr total. Viel Pein und Leid hat sie schon hautnah miterlebt, wenn Patienten nach der Chemotherapie völlig geschwächt im Haus am See ankamen. So hat sie dann auch eine Ausbildung zur Heilerin gemacht und bereitet sich darauf vor, irgendwann die Führung von »Animata Charité« zu übernehmen. Dabei ist der Zusammenhalt in der Familie für sie eine unabdingbare Voraussetzung, um diese Einrichtung zu erhalten. Isabella Semeraro sagt: »Wir können das hier machen, weil wir Familie sind.«

»Das hier« birgt viel Beklemmendes. Gerade bei den Tumorerkrankungen gibt es immer wieder auch Fälle, bei denen Sabine Rohwer und ihr Team nicht mehr machen können, als dem Patienten ein friedvolles Sterben zu ermöglichen. Nicht jeder kann geheilt werden. Manchmal geht es auch einfach darum, die Schmerzen erträglich zu machen. Auszuloten, was für den Patienten richtig und wichtig ist, auf Wunsch der Patienten dann auch in direkter Absprache mit den Ärzten.

Sabine Rohwer nimmt Krebspatienten in jedem Stadium auf. Einige wollen sich von ihr begleitend zur Schulmedizin behandeln lassen. Manche kommen direkt nach der Operation und wollen keine Chemotherapie oder Bestrahlung, sondern sich stattdessen hier stärken lassen. Andere nehmen die Angebote von »Animata Charité« in Anspruch, sich vor einer Chemotherapie zu stärken und danach wieder aufbauen zu lassen oder bei Bestrahlungen die Nebenwirkungen abzumildern.

Egal, welche Erkrankung vorliegt – immer gehe es für sie auch darum, so sagt Sabine Rohwer selbst, Hilfe zur Selbsthilfe aufzuzeigen. Zu erklären, wie man den Säure-Basen-Haushalt ausgleichen, das Immunsystem stärken kann. Da springt dann auch jedes Mal die Lehrerin in ihr an: »Ich versuche immer, etwas mitzugeben, einen Weg aufzuzeigen.«

Ihr energetisches Wissen gibt Sabine Rohwer als Ausbilderin von Geistheilern nach den Richtlinien des Dachverbandes an den Wochenenden weiter. Die Ausbildung bei ihr läuft über zweieinhalb Jahre und beinhaltet unter anderem auch Ernährungsberatung. In den Wochenendkursen im

»Animata Charité« greift sie auf, was ihrer Überzeugung nach jedes Kind als Anlage mitbringt: Die Gabe zur außersinnlichen Wahrnehmung. »Jeder hat diese Gabe. Diese Wahrnehmungsmöglichkeit ist jedem Kind angeboren. Nur: Bei einzelnen Kindern wird sie gefördert, bei den allermeisten verkümmert sie.« Das passiere dann, wenn Kinder einen Kobold sehen oder eine Frau als »ganz blau« bezeichnen – und deshalb gemaßregelt werden, so dass sie ihre Wahrnehmung mehr und mehr für sich behalten und schließlich unterdrücken. Dabei seien die da, die Kobolde. Nein, nicht wie Pumuckl. Sondern andere, kleine Wesen, meist so an die zehn Zentimeter groß, auch Elfen, richtig mit Nase, Augen, Mund – Wesen aus Parallelwelten eben. »Es ist auch ganz natürlich, wenn ein Kind beispielsweise eine rote Aura um den Lehrer sieht, wenn der wütend wird.« Nur verkümmere diese Wahrnehmung bei den meisten mit der Zeit. Sabine Rohwer vergleicht das mit dem gerollten R. Auch dafür habe jeder die Veranlagung. Aber wenn man diese nie anwende, könne man das irgendwann auch nicht mehr. Und so sei es eben auch mit der Hellsichtigkeit, der Hellhörigkeit, der Hellfühligkeit und dem intuitiven Wissen – allen vier Richtungen der außersinnlichen Wahrnehmung.

Als Ausbilderin hole sie diese Gabe, diese Wahrnehmung, bei den Teilnehmern wieder hervor. Und zeige dann, wie diese sich konkret anwenden lässt. Wobei man dann schon mittendrin ist in der energetischen Arbeit. Lektion 1: »Jedes Organ, das Lymphsystem und auch das Blut speichert, wann Ihnen etwas passiert ist. Das strahlen Sie aus, das ist Ihr Energiefeld – oder auch das, was Esoteriker Aura nennen. Dieses elektromagnetische Feld kann man nachweislich messen. Und bei mir lernen Sie, wie Sie dieses Feld lesen können.« Weitere Lektionen behandeln etwa das »absichtslose« oder auch das »absichtsvolle Handauflegen«. Darum, wie der Heiler dem Patienten Energie übermitteln kann. Sabine Rohwer spricht hierbei von der »christlichen, göttlichen Energie«, die sie über das Kronenchakra aufnehme und dann weitergebe. Belege dafür liefere Professor Fritz-Albert Popp. Der Biophysiker hat das – wissenschaftlich umstrittene – Licht in den Zellen, die sogenannten Biophotonen, entdeckt. Er hat Messapparate für ein Verfahren entwickelt, mit denen sich die Dichte eines Energiefeldes messen lässt. Und er hat auch zur energetischen Fernheilung Nachweise erbracht, die für Sabine Rohwer belegen: »Das ist nicht unsere eigne Energie, die wir übermitteln. Wir sind nur der Kanal.«

Sabine Rohwer liest in der Aura, spricht mit den Organen und vermittelt Energie, wie sie sagt, indem sie die Hand auflegt. Damit unterscheidet sie sich von Heilpraktikern, die vor allem auf der Grundlage ihrer Anatomie- und Psychologie-Kenntnisse arbeiten, aber eben keine Hand auflegen. Auch zur Psychologie hin ist die Abgrenzung klar. Sabine Rohwer drückt das so aus: »Wir dringen nicht in die Psyche der Patienten ein, was ja vielen Angst macht. Bei uns müssen sie nicht noch einmal in traumatisierte Erlebnisse reingehen und nochmal alles erzählen.« Sie veranschaulicht ihre Vorgehensweise am Beispiel von Rückschmerzen. »Das ist ja meistens nichts, was jetzt gerade passiert ist. Meistens sind es vier, fünf Auslöser, die dazu geführt haben. Als kleines Kind, wenn man noch so rumtapst, fällt man mal hin und dann geht der Schmerz beispielsweise in den dritten Lendenwirbel. Die Mama sagt: Alles gut, weiterlaufen. Als Junge beim Fußball dann stürzt er wieder, wieder ist es der dritte Lendenwirbel. Da entstehen dann energetische Blockaden.

Und wenn dann als Jugendlicher nochmal was kommt, Krach mit der Freundin etwa, und als Erwachsener dann auch noch beruflicher oder emotionaler Stress, dann läuft das Fass über. Das können wir in der Aura ablesen. Und dann können wir diese Blockaden durch Energiearbeit aufheben.« Wenn sie ›von oben‹ die Erlaubnis habe, dann könne sie die gestoppte Energie wieder zum Fließen bringen: »Und dann kann derjenige wieder in die Gesundung gehen.«

Versprechen gibt es ganz klar – keine. Zum Verhaltenskodex des Dachverbands, den jedes Mitglied unterschreiben muss, gehört: Keine Heilungsversprechen, keine Bezeichnung als Wunderheiler. Als nötige Eigenschaften, so empfiehlt Sabine Rohwer, sollte jeder Heiler mitbringen: »Ein großes Herzchakra, viel Empathie und Mitgefühl für die Menschen. Sonst geht das nicht.«

Und auch viel Menschenkenntnis, um etwa einschätzen zu können, wann der Zeitpunkt gekommen ist, Blockaden aufzuheben. Nicht alles könne und solle sofort behoben werden. »Wenn der Patient in der Lage ist, darüber zu reden, dann darf es in der Regel aufgehoben werden. Wenn er noch nicht darüber sprechen kann, dann ist es noch nicht an der Zeit. Ich frage immer erst bei der göttlichen Instanz nach.« Viele Menschen, so die Erfahrung von Sabine Rohwer, brauchen ihre Krankheiten. Aus ganz individuellen, unbewusst angelegten Gründen. Für was auch immer. Aus spiritueller Sicht zeige sich immer wieder, dass Krankheit ein Zeichen sei. »Krankheit als Weg« eben, wie es Rüdiger Dahlke und Thorwald Dethlefsen beschreiben. Heilung in dem Sinne sei kaum möglich, wenn derjenige nicht wirklich gesund werden wolle. »Da muss man dann sehr vorsichtig sein, wem man was sagt.« Denn manche würden eben lieber krank bleiben.

Unbewusst. Da könne der Körper noch so laut schreien: »Hallo, ich bin hier, hör mal auf mich, ja?! Versuch mal, die Richtung zu wechseln.« Um richtig gesund zu werden, müsse auch das Unterbewusstsein dazu bereit sein.

Bei Sabine Rohwer muss der Patient nicht seine ganze Vergangenheit aufarbeiten. Aber mitarbeiten, und zwar hart, das muss er schon. Er muss seine Lebensführung prüfen und auch bereit sein, diese zu ändern, wenn es an der Ernährung liegt. Insofern sei energetisches Arbeiten auch »eine Art Bewusstseinsarbeit«. Bei der komme es von Patient zu Patient darauf an, wie weit dieser bereit sei, mitzugehen. Grundsätzlich gilt Sabine Rohwer zufolge aber für alle: »Jeder Patient muss Eigenverantwortung haben und ein Bewusstsein bekommen. Er muss bereit sein, auch stilles Wasser zu trinken, nicht nur Kaffee.«

Hinter Sabine Rohwer steht ein ganzes Team. Das, was eingangs mit ihr besprochen und abgeklärt wird, bekommt durch die jeweilige Behandlung eine alltägliche Konsequenz bis hin zum Mittagessen. Zum Gesamtkonzept von »Animata Charité« gehören auch Vitamin-C-Infusionen, Heilpilze, Nahrungsergänzungsmittel.

Die Zusammenarbeit und der Austausch, das sagt Sabine Rohwer immer wieder, ist ihr sehr wichtig. Sie vertritt den Standpunkt: »Wir Heiler ergänzen die Schulmedizin. Es gibt schwerkranke Menschen, die brauchen eine Operation oder ein Medikament, da können wir stundenlang Handauflegen und Energiearbeit machen. Zugleich sollte jede Krankheit auch energetisch behandelt werden. Bei vielen chronischen Erkrankungen können Sie immer noch mehr Medikamente schlucken, ohne wirklich wieder gesund zu werden. Es braucht einfach die Zusammenarbeit.«

In den 1980er Jahren wurde sie schon argwöhnisch beäugt, als sie Vegetarierin wurde. In den 1990er Jahren, gab es Befürchtungen, sie gerate jetzt in eine Sekte, weil sie mit Yoga anfing. Als sie dann in Hamburg nach Räumen für ihr erstes Zentrum suchte, da wurde sehr skeptisch nachgefragt: »Was sind Sie – Heilerin? Ach herrje, auch noch Geistheilerin?! Arbeiten Sie etwa mit Geistern?« Sabine Rohwer muss lachen, wenn sie an diese Anfänge zurückdenkt. Zwischenzeitlich habe sich hinsichtlich dieser Vorbehalte einiges getan, konstatiert sie. Heute sei das, was sie wie auch an die 5.000 andere anerkannte Heiler im Dachverband tun, vielen sehr viel verständlicher.

Der Dachverband Geistiges Heilen e.V. (DGH) hat einen eigenen Ethikkodex. Er soll sicherstellen, dass Klienten nicht an Scharlatane geraten, niemand unter Vortäuschung ärztlicher Kenntnisse von notwendiger medizinischer Versorgung abgehalten wird. Der Stundensatz darf maximal 100 Euro betragen und Fernheilungen sind generell nicht in Rechnung zu stellen, weil sie vom Klienten nicht nachgeprüft werden können. Der Verein wendet sich ausdrücklich gegen finanzielle Ausbeutung, psychische Abhängigkeiten und sexuelle Belästigung. Mit seiner zertifizierten Ausbildung will er das Heilerwesen institutionalisieren, aus dem Schattendasein heraustreten und die Integration von geistigen Heilweisen ins Gesundheitssystem betreiben.

Sabine Rohwer hält es heute für möglich, dass Geistiges Heilen neben Schulmedizin und Naturheilkunde als dritte Säule im Gesundheitssystem Anerkennung und breite Akzeptanz finden kann. Dafür tritt sie an – »ganz bodenständig, nicht im Walla-Walla-Kostüm«. Letztlich komme es doch immer auf den Patienten an. Der entscheide: »Wenn er eine

Erkältung hat und deshalb ein Medikament will, dann geht er zum Arzt. Will er sein Immunsystem stärken, kommt er zum Heiler.«

Ein entscheidender Knackpunkt ist und bleibt das Finanzielle. Zum einen kann sich nicht jeder den geistigen Heiler leisten. Und zum anderen könnten die Krankenkassen durch ihr Wirken aber ganz gehörig Geld sparen, so die Argumentation von Sabine Rohwer. Sie möchte deshalb die Umwandlung ihres Gesundheitszentrums in eine Tagesklinik. Denn dann übernehmen Krankenkassen zumindest einen Teil der Behandlungskosten. Sabine Rohwer sieht das nicht mal ideologisch, sondern ganz pragmatisch: »Die Krankenkassen sind auch daran interessiert, die Kosten zu senken. Deshalb sprechen wir mit ihnen beispielsweise auch wegen eines Dialysepatienten, für den wir über eine Ernährungsumstellung und Energiearbeit eine Verbesserung erreichen konnten. Nur ein Fall, der zeigt, dass Geistheilung hilft. Dass man nicht nur länger, sondern auch gut lebt. Und es für Krankenkassen interessant ist, was wir tun, weil es viel weniger kostet als eine Nierentransplantation.« Sie setzt darauf: »Alles, was Krankenkassen entlastet, hat Zukunft.«

Sabine Rohwer gilt bei den geistigen Heilern als Wortführerin und zeigt immer wieder Pioniergeist. Seit 17 Jahren bildet sie andere Heiler aus. Jetzt möchte sie diese Ausbildung unter dem Dach des Verbands für Geistiges Heilen in eine Berufsausbildung überführen – und den Dachverband in einen Berufsverband. Eine dreijährige Ausbildung soll das Ansehen der Heiler stärken und für mehr Akzeptanz sorgen.

Sabine Rohwer ist sich ihrer Sache sicher. Nein, Zweifel habe sie nie gehabt. Schon gar nicht an Gott. Nach dem Tod ihrer kleinen Tochter, da sei sie schon verzweifelt gewesen, das schon. Doch auch damit sei sie irgendwann gut zurechtgekommen. Sabine Rohwer fühlt sich von Gott geführt und vertraut ganz auf seine Botschaften wie jene, die sie vor 17 Jahren bekommen habe: Sie solle in Hamburg ein Zentrum aufmachen. Ein Haus, in dem Menschen ein- und ausgehen. Da habe sie schon kurz zurückgefragt: »Muss das sein?« Und sei dann aber ihrem Glauben gefolgt: »Okay, dann isses jetzt so.«

Wenn sie Zweifel erlebt, dann bei anderen. Manchmal hadern Teilnehmer während der Ausbildung: Funktioniert das, was sie hier lernen? Viele kann sie dann mit der Bovismeter-Skala überzeugen, einer Pendelskala, die Wellenlängen erfasst. Sie selbst hat ihren Glauben an sich und vor allem an Gott, auch wenn sie keine regelmäßige Kirchgängerin ist. Sie meditiert jeden Morgen und Abend. Tauscht sich bei Gelegenheit auch gerne mit Pastoren aus. Ansonsten ist für sie alles da: »Ich sehe die Energie ja.«. Bei allem, was als Geistheilerin möglich sei – man denke nur an Geistchirurgie, Entmaterialisierung – gibt es für sie ein oberstes Gebot: »Wir brauchen natürlich auch immer die Erlaubnis. Es muss immer alles im Einklang sein ›mit oben‹. Wenn es zum Wohle aller ist, dann ist alles in Ordnung. Das, was wir tun, muss dafür da sein, dass man den Menschen hilft.« Und so gibt es eben doch auch Einschränkungen bei dem, was sie anbietet. Reine Verschönerungs- oder kosmetische Eingriffe lehnt sie ab. »Nein, sowas mach ich nicht«, sagt Sabine Rohwer. Und lacht: »Aber ansonsten kann ich Berge versetzen.«

Für alle Zweifler hat sie einen Merksatz: »Nicht alles am geistigen Heilen kann man wissenschaftlich erklären und das wird auch nie der Fall sein. Aber man kann es lernen. Bis zu einem gewissen Grad.«

» Nicht demütig sein – mutig sein.

Beda Rechsteiner
Hundwil, Schweiz

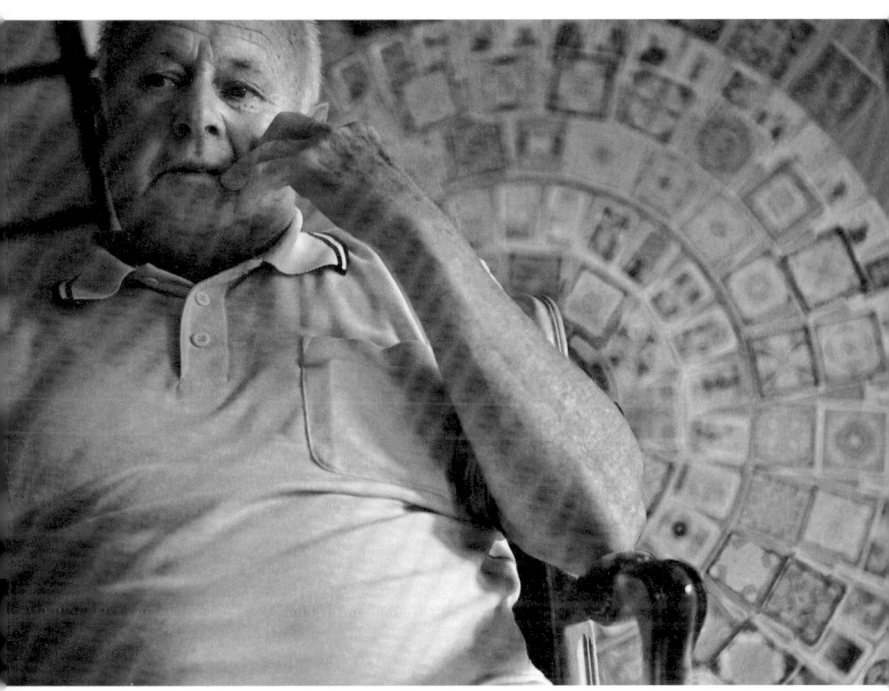

Die Straßen im Dreieck zwischen Hundwil, Urnäsch und Appenzell sind schmal und gewunden. Die Bergbauern gehen mit der Zeit und greifen nicht mehr zum Rechen, sondern blasen das getrocknete Heu vom Feldrand her mit Laubbläsern zusammen. Den Hof von Beda Rechsteiner oben am Hang erkennt man gleich. Ein Bild mit geometrischen Formen in gelb, türkis, orange und lila leuchtet an der Holzfassade über der kleinen Tür, als markiere es den Landeplatz für ein Raumschiff. Auf den ersten Blick wirkt es wie ein futuristisches Mandala. Hier muss er wohnen, der Heiler mit dem Pendel, der für sich und seine Besucher Informationen auf Millimeterpapier malt und im Appenzeller Land als Visionär der »Neuen Zeit« gilt.

Beda Rechsteiner wurde bei Vollmond am Karfreitag 1938 hier auf dem Hof geboren. Das Leiden, so könnte man meinen, sei ihm also in die Wiege gelegt worden. Doch davon will der rüstige Schweizer mit dem wachen Blick nichts wissen. »Immer heißt es, Christus hat gelitten und ihr müsst auch leiden. Ja, warum denn? Leiden ist doch kein Leben! Holt endlich diesen Christus vom Kreuz. Der soll doch wirken, nicht leiden!« Beda Rechsteiner lebt nach dem Motto: Nicht demütig sein – mutig sein. An sich selbst glauben. Das Alte hinter sich lassen, Neues schaffen. Und das aber bitteschön im Einklang mit der Natur.

Schon seine Kindheit hat der rundliche Beda Rechsteiner hier auf dem freistehenden Hof verbracht. Hier ist er mit sechs Geschwistern aufgewachsen. Mit den kleinen Fenstern und den schmucken Glaselementen am Giebel hat er alles so bewahrt, wie er es aus seiner Kindheit kennt. In den vergangenen Jahren sind dann seine Bilder hinzugekommen, die das urige Gebäude wie ein Museum füllen.

Schon seine Urgroßmutter Franziska hat sich »mit Energie befasst«, so erzählt Beda Rechsteiner. Von ihr, so glaubt er, hat er seine besondere Begabung geerbt. Die Urgroßmutter war es auch, die ihm ein kleines Büchlein hinterlassen hat mit Gebetsheilungen. Auf der zweitletzten Seite ist nachzulesen: Diese Gebete gelten, bis die »Neue Zeit« kommt. Beda Rechsteiner sagt: »Ich brauche diese Gebete nicht. Ich kann auch so helfen.« Für ihn ein Zeichen dafür, dass die »Neue Zeit« bereits angebrochen ist.

In jungen Jahren war Beda Rechsteiner Postbote im Appenzellerland, später ist er als Vertreter für feine Appenzeller Spitzen durch die ganze Schweiz gereist. Dann wurde sein Vater krank. Im Alter von 37 Jahren übernahm Beda Rechsteiner die Landwirtschaft und fand bald Gefallen am Leben auf dem eigenen Hof, mit den Tieren, der Arbeit in der freien Natur. Seinen Hund hat Beda Rechsteiner nie angebunden und konnte sich doch immer auf ihn verlassen. Seine besondere Begabung entdeckte er aber im Stall: Eine Kuh kam beim Kalben nicht mehr hoch und hatte Lähmungserscheinungen. Wie in solchen Fällen üblich, rief er den Tierarzt. Doch dann wollte er nicht einfach nur warten, bis der Doktor kam, um den üblichen Calcium-Einlauf zu machen. Er blieb im Stall bei der Kuh, legte ihr die Arme um den Hals und spürte, wie die Kuh wieder wärmer und kraftvoller wurde und sich schließlich selbst wieder erheben konnte. Für ihn war deutlich spürbar: »Die war nur blockiert und ich hab mit meiner Energie die Blockade gelöst.« Dem ging Beda Rechsteiner fortan bei jeder sich bietenden Gelegenheit weiter nach: »Meine Tiere waren meine Versuchskaninchen.« Letztlich wagte er, seine dabei gewonnenen Erkenntnisse auch bei Menschen anzuwenden. Er stellte fest: »Auch Menschen sind blockiert und auch ihnen kann ich Energie geben.«

Ein massiver Einschnitt in seinem Leben war der Tod seiner ersten Frau Gertrude, die im Alter von 47 Jahren plötzlich gestorben ist. Da habe er alles hinterfragt, was er bis dahin für gegeben gehalten hat. Da habe er von allem, was heilig ist, eingefordert: »Ich will nur die Wahrheit wissen. Mit etwas anderem komme ich nicht klar.« Und da, noch bevor seine Frau beerdigt war, habe er ein Bild gesehen, wie Gertrude mit dem Vater und der Großmutter lachend auf einer Bank sitzt und amüsiert sagt: »Tun die da unten dumm, wenn einer stirbt.« Das habe er als Vermächtnis angenommen: »Gut, dann tun wir nicht dumm. Dann gehen wir davon aus: Was du nicht ändern kannst, das musst du akzeptieren. Und was du ändern kannst, musst du ändern.«

Beda Rechsteiner betrieb weiter seine Landwirtschaft und hätte für anderes auch kaum Zeit gehabt. Bis zu seinem Unfall im Jahr 1995: Ein Schafbock rammte ihn von hinten, Beda Rechsteiner stürzte und spürte, wie eine Sehne im Bein riss. Beda Rechsteiner versteifte mit ganzer Willenskraft sein Bein, stand auf, fuhr ins Spital und wurde dort operiert. Aus der Narkose erwacht, sagte er sich: »So, die Sehne ist geflickt. Also brauch ich jetzt keine Schmerzen mehr haben.« Und tatsächlich seien die nie wieder gekommen – zum großen Staunen der Ärzte.

Mit der Landwirtschaft musste er dennoch aufhören; ein weiterer Sturz wäre zu riskant gewesen. Heute macht ihm das Bein keine Probleme mehr. Auf ausgedehnte Bergtouren verzichtet er dennoch, die Viertausender habe er sowieso alle schon früher gemacht. Wichtig ist ihm heute die geistige Beweglichkeit. Nicht weinen, handeln. Nach Gertrude sind ihm mittlerweile auch die zweite und dritte Frau gestorben. Er will sich deshalb nicht grämen, aber in Erinnerung behalten: »Jede brachte mich ein Stück weiter.« Und auch jedes Bild, das er male, bringe ihn auf neue Erkenntnisse.

Sein Hof mit den niedrigen Decken und Holzvertäfelungen hängt voller Bilder – und steckt voller Geschichten. Die Großmutter, so erzählt er, lebte in Gonten drüben noch ohne Strom und holte ihr Wasser am Brunnen. Zu Lebzeiten kam sie regelmäßig hierher und half seiner Mutter auf dem Hof. Viele Jahre später, als Beda eines Abends alleine in der Stube saß, sei ihm ein komischer Geruch in die Nase gestiegen. Mit seinem Pendel fragte er: »Ist jemand da?« Das Pendel gab die Antwort: »Ja.« »Eine Frau?« »Ja.« »Wer ist das?« Es sei die Großmutter gewesen. Als er sie nach ihrem Wunsch gefragt habe, da sei als Antwort gekommen: Die Großmutter möchte fortan sein Haus beschützen. Und das tue sie seither. Beda Rechsteiner freut das sehr. Er selbst tue seither alles, um anderen zu helfen – hauptsächlich, indem er »eine Verbindung im Prinzip mit Geistern« herstelle.

Die Bezeichnung »Heiler« hat Beda Rechsteiner nicht so gerne. Er sieht sich als Helfer, Lebensberater, irgendwie auch als Seelsorger. Vor allem aber als Aufklärer. Der 79-Jährige mit dem weißen Haarkranz geht davon aus: Jede Krankheit hat eine Ursache. Wenn man die herausfindet – mit dem Pendel und seinen Bild gewordenen Informationen – kann man etwas ändern. »Dann heißt es, ein Wunder ist geschehen! Das ist aber kein Wunder – du hast nur etwas verändert.« Wer sich Wunderheilungen erhofft von dem hintersinnigen Mann mit der kompakten Statur, dem erklärt er: »Ich bin nicht der Chauffeur. Ich stoße das Auto ein bisschen an, wenn's nicht mehr läuft. Aber ihr müsst der Chauffeur bleiben. Ich kann Rat und Hinweis geben. Aber keinen herumchauffieren.«

So sitzt er da in seiner Stube mit dem alten Ofen, an dem sich schon die Generationen vor ihm gewärmt haben. An jeder Wand, in jedem Winkel hängen seine akkuraten Bilder, mit denen er sich hier als Freigeist eingerichtet hat, der sich und seiner Herkunft bewusst ist und doch für Neues offen bleibt.

Beda Rechsteiner hatte schon viele Ämter inne. Er gehörte zehn Jahre lang als Parteiloser dem Gemeinderat in Hundwil an, hatte Ehrenämter in der Schul- und Altersheimverwaltung. Seines Redetalents wegen hätte er auch Pfarrer werden können, so hat ihm mal ein alter Bauer gesagt – »aber da hätte ich ja nicht meine Meinung sagen können«. Er schätzt die offene Diskussion, hält sich aber doch eher bedeckt, wenn man ihn konkret befragt zu dem, was man als seine besondere Gabe bezeichnen könnte. Er sagt: »Im Appenzellerland ist es sehr, sehr locker mit meinem ›Beruf‹.« Er fordere kein Honorar für seine Dienste – »das wäre schon zu professionell«. Seine Besucher lassen einfach so etwas da – »ein Ausgleich braucht es, sonst funktioniert es auch nicht«. Gegen Ärzte habe er grundsätzlich nichts, sei aber froh, wenn er keinen brauche.

Wer seine Hilfe benötigt, der ruft ihn zunächst an. Und dann kommt oft eins zum anderen. Wie bei der Anruferin, die telefonisch um Hilfe bat, weil die Mutter an einer Kolik leide. Anderntags rief die Mutter selbst an, ganz erstaunt, weil die Kolik gleich nach dem Telefonat weg gewesen sei.

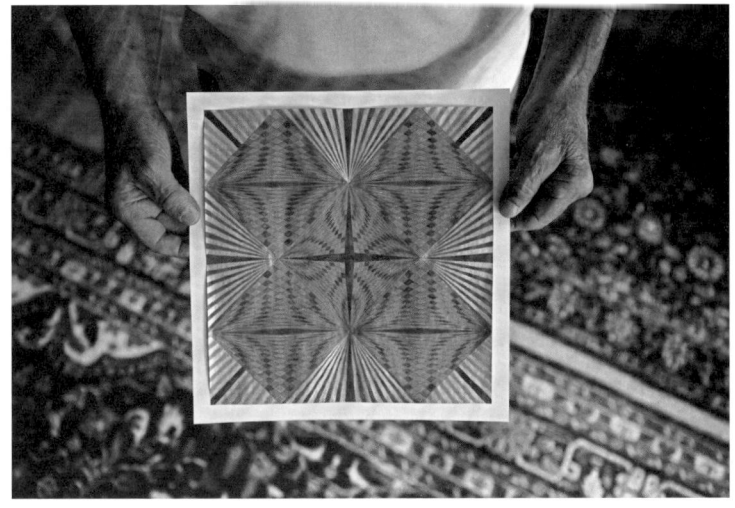

Deshalb wolle sie ihn jetzt persönlich kennenlernen und sich bedanken. Also besuchte Beda Rechsteiner die Familie, einfache Bauersleute. Und da kam dann auch bald die Sprache auf die nächtliche Unruhe unterm Dach, »von Untermietern, die keine Miete zahlen«, wie Beda Rechsteiner das nennt – »und dann haben wir da auch etwas aufgeräumt«.

Beda Rechsteiner will etwas bewegen. Ändern, was er kann. Dazu macht er Hausbesuche, wenn Geister die Bewohner plagen. Und er empfängt Besucher, wenn es in ihnen selbst »rumpelt«. Im Moment habe er einen ganz schwierigen Fall. Ein gesunder Bursche, der auf einmal komplett aus der Spur sei. Beda meint: »Da ist so eine Energie dahinter.« Nichts, was man mit Medikamenten behandeln könne. Da ist er jetzt gerade auf seine Art dran: »Ich probier's, aber ich kann keine Garantie geben.« Wenn er und sein Pendel dann doch nicht helfen könnten, dann wolle er auch kein Geld dafür.

Seine Arbeit – das ist Pendeln und das Zeichnen der Informationen. »Für mich sind die Bilder eine Intuition.« In den vergangenen zwanzig Jahren hat er an die 1.400 Bilder gemalt. Nicht alle beziehen sich mit ihren verklausulierten Informationen auf eine konkrete Person, die ihn mit einem besonderen Anliegen um Hilfe bat. Viele Bilder sind eher visionärer Art und tragen Titel wie »Reich der Gerechtigkeit«, »Prägung der Schöpfung«, »Prägung der Einheit«. »Das heilige Quartett« ist ihm besonders wichtig. Denn zur Dreifaltigkeit von Vater, Sohn und Heiligem Geist gehöre als Vierte im Bunde ganz klar die Mutter.

Alle Bilder entstehen auf seiner eigens konstruierten Zeichenliege am Fenster. Da hat er gutes Licht und weit zurückgelehnt eine bequeme Lage. Geometrie lag ihm schon in der Schule, doch einen Zirkel nimmt er für seine Seelenbilder nicht zur Hand. Mit dem Pendel spüre er, wo er auf den Punkt kommen, von wo aus er seine Linien ziehen muss. So verbindet er Punkt um Punkt – auf Millimeterpapier. Die Grundlinien zieht er mit Silber und Gold und arbeitet dann mit feinen Filzstiften die Flächen aus. An einem Seelenbild arbeitet er oftmals bis zu einer Woche. Davon gibt es immer nur ein Original, das dann die betroffene Person bekommt. Immer sind es Linien, die sich verbinden, auch viele Kreise. »Das geht nicht ohne Führung«, sagt Beda Rechsteiner. Nicht von ungefähr erinnern seine Zeichnungen an das Werk der Schweizer Heilerin und Forscherin Emma Kunz (1892–1963), deren Lebenswerk ein Zentrum in Würenlos gewidmet ist. Sie, so erzählt Beda Rechsteiner, habe Horoskope gemacht und Carl Gustav Jung gekannt. Sie habe auch ihm Informationen gegeben. Von Emma Kunz weiß man, dass sie sich zeitlebens mit Telepathie befasst, in einem Steinbruch als Schulpräsident früher schon viel zu tun hatte, seien das mitunter Ahnenlasten. Diese althergebrachten Lasten gibt es, da ist sich Beda Rechsteiner sicher. Kritisch sei er jedoch gegenüber Familienaufstellungen nach Bert Hellinger: »Die holen da immer so Energien von den Ahnen. Meine dritte Frau hatte mit sowas zu tun. Und die kam dann heim mit so Energien, die sie nicht mehr wegbrachte.« Er habe das dann zwar auflösen können, halte diese Familienaufstellungen aber seither für »ganz gefährlich«. Er sagt: »Du musst dich auch wieder befreien können von diesen Energien, sonst haben sie dich. Dann hast du eine Besetzung. Und das ist dann gar nicht so einfach.«

Wenn er so loswettert gegen den Vatikan (»Das ist die größte Mafia!«), Pflegeheime, in denen Menschen nur noch vor sich hin vegetieren (»Man lässt sie noch nicht mal sterben mit den Medikamenten!«) und was seiner Ansicht sonst noch alles die Menschen unmündig hält, dann findet er mit Hintersinn und Witz immer wieder ein Wortspiel, das vorherrschende Meinungen ad absurdum führt und ihn selbst am meisten zum Lachen bringt. Er sagt: »Ich befasse mich mit ernsten Sachen, aber ich nehm alles mit Humor. Sonst würdest du ja durchdrehen.« Zu viel geht seiner Ansicht nach gegen das Gute, gegen die Schöpfung – und damit gegen das, was er als Gott empfindet.

Als Puffer zur Außenwelt ist bei Beda Rechsteiner immer der Anrufbeantworter eingeschaltet. Mancher hat ihm schon gesagt: »Ich hab dir aufs Band geredet und hinterher ging es mir besser.« Beda lacht dann nur verschmitzt. Und erklärt: »Ich hab nämlich den Engeln den Auftrag gegeben: ›Wenn ich nicht da bin, helft ihr den Leuten schonmal.‹ Die Engel wollen helfen, aber sie brauchen einen Auftrag. Engel können nicht ohne Auftrag eingreifen. Sobald sie einen Auftrag bekommen, helfen sie.« Und diese Rolle als Auftraggeber von Engeln, die übernimmt er gerne.

Es ist schon lange her, so erzählt Beda Rechsteiner, da war er in einem Haus, in dem sich ein alter Mann das Leben genommen hatte. »Auf einmal hat es dort richtig gepoltert.« Und weil er damals noch nicht so viel wusste wie heute, habe er in Appenzell den Pater Ephraim geholt. Der habe eine Kerze angezündet und darum gebetet, die zuständigen Engel sollen die Seele abholen. »Von ihm hab ich das gelernt und so mach ich das, wenn ich in Häuser komm', in denen keine Ruhe ist. Wo die Vergangenheit noch drin sitzt. Menschen, die nach dem Tod nicht loslassen können.« Seither wird er immer wieder in Häuser gerufen, wo es nicht mit rechten Dingen zuzugehen scheint. »Dann bitte ich die Engel, die Geister abzuholen, die den Seelenfrieden nicht haben und dort hinzuführen, wo sie hingehören. Dann ist Ruh.«

Für Beda Rechsteiner gibt es keine Zufälle, aber vieles, was man ändern sollte. Einen eigenen Weg gewählt habe dazu sein Bruder vor zwei Jahren. Dem hätten die Ärzte bei einer zweiten Krebserkrankung quasi das Todesurteil ausgesprochen und nur noch kurze Zeit zu leben in Aussicht gestellt. Sein Bruder habe dann alles geregelt, was es zu regeln gab, und dann »Exit gemacht«. Und noch bevor der Bruder beerdigt war, träumte Beda Rechsteiner von ihm. Ganz stramm sei da der Bruder im Traum dahergelaufen und habe ihm gesagt: »Ich gehe selbst. Und wir sehen uns wieder.« Beda Rechsteiner ist überzeugt: Sein Bruder hat seinen Seelenfrieden gefunden, indem er das angekündigte Leiden nicht mitgemacht hat.

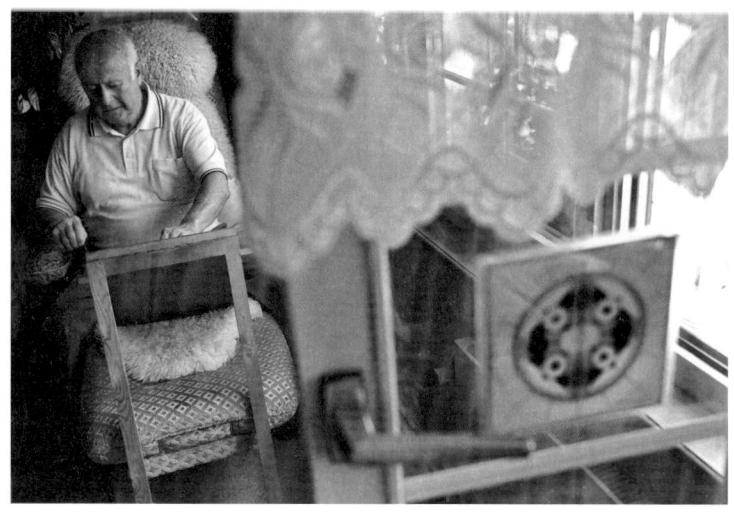

Wenn man stirbt, so glaubt Beda Rechsteiner, dann kommt man zu Petrus, »symbolisch gesprochen«. Der begrüßt dann jeden Heimkehrer und zieht Bilanz: »Gut, dass du auch mal wieder da bist, willkommen. Schauen wir mal, was du im Rucksack mitbringst. Aha: Das hier ist gut. Und von dem hier hast du wenig. Das andere hast du ja noch gar nicht angeschaut. Du kannst wieder gehen.« Das sei der Grund, weshalb es viele alte Seelen auf der Erde gebe, die schon viel erlebt hätten und immer weitere Erfahrungen sammelten: »Es hätte ja alles keinen Sinn, wenn alles fertig wäre!«

Die Frage ist, so Beda Rechsteiner: »Für welche der beiden Kräfte entscheidest du dich? Ich selbst will nur das Gute.« Und das Gute, das ist für ihn die Schöpfung, die Natur. Für ihn gilt: »Wir sollen unsere Seele mit der Seele der Schöpfung verbinden. Dann bekommst du Informationen von der Seele der Schöpfung, Energie. Nicht von Buddha oder einem indischen Guru.«

Für Beda Rechsteiner ist alles da, für jeden zugänglich. Und lässt sich vergleichen mit dem Umarmen eines Baumes – »dann bekommst du Energie von dem Baum«. Das ist für ihn das Richtige: »Nicht wie die Schamanen, die sich mit tierischer Energie verbinden. Wir Menschen sollten doch über dem Tier sein.« Immer gehe es um das richtige Denken, darum, »›da oben‹ für dich das Richtige zu bestellen«. Daraus empfange er seine Intuitionen für seine Bilder: »Ich bekomme die Information und hab keine Ahnung, wie das Bild wird.«

Dutzende exakt gezeichnete Bilder hat Beda Rechsteiner in Folie eingeschweißt und in einem Album abgeheftet. Das gibt er Besuchern in die Hand, auf dass sie spontan herausfinden, welches Bild auf sie wirkt, welche Konstellation der Formen und Farben sie anspricht. Daraus wiederum zieht er seine speziellen Informationen. Im Allgemeinen versucht er zu vermitteln: »Glaub an dich selbst. Glaub daran: Ich schaff was! Ich sag immer: Ihr seid doch auch jemand. Ich hab Fehler, dazu steh ich, aus denen lerne ich. Wenn man sich immer nur einredet: ›Gott sorgt schon‹ – da kannst du lange warten. Du musst selbst etwas machen.« Von ihm würden die Leute sagen, er sei ein Macher. Das sei er auch – und zwar im richtigen Moment: »Für den richtigen Moment kommt von oben eine Weisheit. Weisheit heißt, vorausehend handeln. Zu wissen: Jede Handlung hat Folgen.«

In vielen seiner Kreationen finden sich auch Kugeln – »ich kann nicht sagen, warum. Das ist alles Intuition«. Einen ganz bestimmten Traum, den er seit Jahren hegt, das ist der Traum von einem riesigen Baumkreis. Ein Kreis, in dem verschiedene Bäume wachsen, unter denen jeweils eine Bank steht.

»Da kann der Mensch, wenn er ruht, spüren, welche Energie ihm gut tut. Und dann da sitzen.«

Wenn Beda Rechsteiner sich ausruht, dann tut er das am liebsten auf seiner Bank in der Sonne vor dem Haus. Verweilt dort mit seiner Zeitung und liest ganz in Ruhe nach, was sich in der Welt tut. Sitzt da in der frischen Bergluft, wo eines seiner wichtigsten Bilder an der verwitterten Holzfassade hängt. Es heißt »Torweh« und zeigt in seinen Worten: »Ich bin … der Eingang. Das Tor zum menschlichen Sein, der Übergang ins ewige Jetzt. Ich bin Eingang und Ausgang zugleich. Du findest mich in deiner Mitte, such diese deine Mitte in mir, ich bin das Symbol für die Heimkehr ins Licht.«

» Das höchste Bewusstsein entscheidet am Ende, ob beim Klienten Gnade geschieht oder nicht.

Steffen Lohrer
Heidelberg

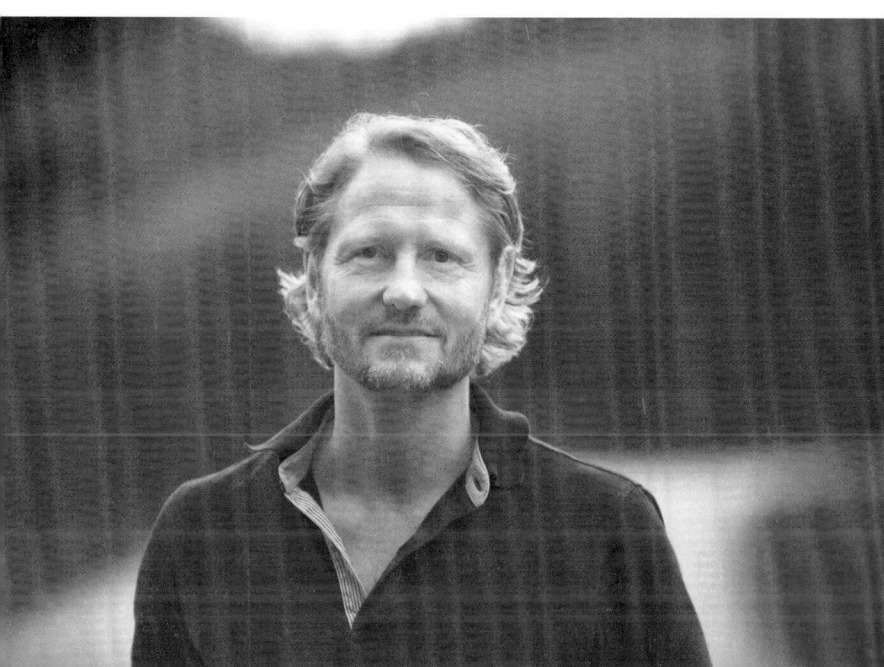

Steffen Lohrer ist in der Businesswelt zuhause. Sein Job ist die Beratung bei Firmenverkäufen. Meist geht es dabei um die Suche von Nachfolgern für mittelständische Betriebe. Seine freie Zeit investiert der 1965 geborene Heidelberger in sein spirituelles Wissen. Er will nicht nur als Geschäftsmann erfolgreich sein, sondern auch geistig wachsen. Dazu hat er in den vergangenen Jahren dutzende Weiterbildungen und Seminare besucht und dabei auch gelernt, energetisch zu arbeiten. Mittlerweile ist er vor allem als Coach mit Heiler-Bonus gefragt, arbeitet aber auch immer noch im Bereich Consulting.

Steffen Lohrer heilt, so sagt er, weil er damit Menschen helfen kann. Sein Geld verdient der Wirtschaftsingenieur nach wie vor als Unternehmensberater. Ihm ist diese Unabhängigkeit als Coach und Heiler wichtig. So halte er sich frei von Druck und auch von falschen Erwartungen.

Sein geräumiges Domizil liegt in bester Heidelberger Wohnlage. Der Blick durch die Glasfront ist immer derselbe: Ob er als Unternehmensberater an seinem Schreibtisch sitzt, als Coach im Schneidersitz auf die Couch bittet oder als Heiler vor der Liege kniet. Von überall hat man den freien Blick auf den Neckar, der unten in der Sonne funkelt, und auf das Heidelberger Schloss, das oberhalb der Altstadt thront. Ein Ausblick, der Steffen Lohrer beim Besichtigungstermin mit der Maklerin 2009 seltsam vertraut vorkam. Und tatsächlich, so fiel dem gebürtigen Weinheimer ein, ist er genau hier, an dieser Stelle, etwa zehn Jahre zuvor schon einmal gestanden. Damals hat er noch für die väterliche Firma die Sicherheitstechnik verkauft. Seither ist einiges passiert. Steffen Lohrer hat sich bei mehreren Firmenbeteiligungen engagiert, dann als Berater die Steinbeis Consulting Mergers & Acquisitions GmbH gegründet und nebenbei die »Steffen Lohrer Stiftung« ins Leben gerufen. Diese Stiftung hat sich die Unterstützung alternativer Heilverfahren auf die Fahnen geschrieben.

An der Börse ist Steffen Lohrer ein alter Hase. Trotzdem meint es der Kurs heute nicht gut mit ihm, die App auf seinem iPhone meldet Kurssturz, eine seiner Aktien verliert an Wert. Steffen Lohrer zuckt die Schulter und sagt: »Dann ist das so.« Wer ist er, dass er den Aktienkurs beeinflussen könnte? Sehr wohl entscheiden kann er jedoch, ob er den Verlust hinnimmt oder sich richtig ärgert, einfach weitermacht oder sich den ganzen Tag damit aufhält. Für ihn gibt es in solchen Fällen nur eine Option: akzeptieren. Und dann schauen, wie sich das Beste draus machen lässt – vielleicht ja als Beispiel für seine Gelassenheit? Für ihn gelte jedenfalls auch hier: »Change it, leave it or love it.«

Mehr Zeit für die Börse hat er gerade auch gar nicht. Bei Steffen Lohrer steht jetzt eine Fernheilung im Kalender, und dieser Termin ist fix. Der Klient, wo auch immer er gerade ist, legt sich zur vereinbarten Zeit hin, und dann ist Steffen Lohrer dran: »Ich beginne pünktlich, die Energie fließen zu lassen. Der Klient verbindet sich ebenfalls mit der Energie.« Alles in allem dauert das an die zehn Minuten. Dann steht der Klient wieder auf und auch Steffen Lohrer macht hier bei sich weiter – mit dem, was gerade ansteht. Dabei haben sich beide weder gesehen noch gehört. Aber das ist Steffen Lohrer zufolge auch wirklich nicht nötig.

Lohrer ist einer, der möglichst wenig dem Zufall überlässt und detailliert vorausplant. Daheim in seinem Reich mag er es hell, funktional und schnörkellos. Der junggebliebene, blonde Mann macht mit Anzug und Krawatte genauso wie im sportiven Outfit eine gute Figur. Yoga tut gut, das sieht man ihm an – und das vermittelt er seit Jahren auch schon als Yogalehrer. Die Wohnung, die er mit seiner aus Costa Rica stammenden Frau Nina teilt, lässt viel Raum zum Atmen. In der Essecke steht das Foto eines indischen Meisters im Regal, im Wohnzimmer dominiert eine Statue von Shiva das Sideboard.

Die große Couchlandschaft ist dem Coaching und der Anamnese vorbehalten. Letztere dauert drei Stunden. Die Heilung selbst beansprucht dann nur ein paar Minuten. Dazu legt sich der Patient auf die Lederliege und schließt die Augen. Aus einem kleinen Lautsprecher klingen Gesänge des Dalai Lama. Steffen Lohrer legt sacht die Hände auf die Chakren, die Kraftzentren. Wenn die Energie fließt – zu der andere Chi, Prana oder Schöpferkraft sagen – spüren manche Patienten ein leichtes Kribbeln, ein warmes Gefühl. Andere spüren rein gar nichts. Wirklich entscheidend ist das nicht, sagt Steffen Lohrer: »Die Heilung geschieht, ob man nun die Energie spürt oder nicht.«

Bei allem, was er tut, geht es ihm um ein tieferes Verständnis seiner selbst. Er will sich mehr und mehr mit seiner »wahren Natur« verbinden. »Authentisch bleiben« ist für ihn eine ganz wesentliche Formel, oder auch »den eigenen Wesenskern begreifen«. Und das eben nicht, indem er sich zur Psychoanalyse auf die Couch legt, sondern indem er spirituelle Erfahrungen macht. Sein Ingenieurverstand lässt sich dabei nicht ausschalten, so sagt er – und der sei es wohl auch, der ihn zu immer weiteren Fragen treibe.

Etwa im Alter von dreißig Jahren hat Steffen Lohrer seine ersten spirituellen Seminare besucht, um in den »inneren Frieden« zu kommen. Es folgten viele weitere. Wenn andere übers Wochenende nach Mallorca flogen, buchte er zwei Tage »Soullight«, um seine mediale Wahrnehmung und Intuition zu schulen, machte eine Ausbildung zum Therapeut für Buddhistische Psychotherapie oder widmete sich seinem »Inner Child«. Immer wieder machte er Reisen nach Indien, besuchte Gurus in ihren Ashrams auf der ganzen Welt und traf bei »Satsangs« (was übersetzt so viel wie »Gespräche in Wahrheit« bedeutet) auf viele spirituelle Meister wie Sathya Sai Baba, Ramesh Balsekar, Samarpan, Eckart Tolle und viele andere. Über die Jahre hat er zahlreiche Kurse besucht und dabei vom Auralesen über Sexual Healing bis hin zu energetischem Heilen viele verschiedene Methoden und Behandlungen kennengelernt. Immer mit dem Ziel: Wege zum inneren Frieden finden. Sehr weit gekommen sei er bei »Inner Child«-Seminaren, so sagt er – einwöchige Kurse, in denen aufgedeckt wird, welche alten Verletzungen das heutige Leben noch bestimmen. Da gehe es dann auch um die Transformation von alten, tief in die Kinderseele eingeschriebenen Glaubenssätzen und Gefühlen.

Eine ganz besondere Reise trat er 2004 mit einem krebskranken Freund zu einem Heiler nach Südamerika an, zu João de Deus. Laut Aussage der Ärzte hatte der Freund nur noch wenige Monate zu leben; Darm, Leber, Niere und auch der Kopf waren von Krebs betroffen. Der Besuch bei dem Heiler verlief eher unspektakulär. Die beiden Freunde liefen einfach an dem Heiler vorbei, ohne dass er sie sonderlich beachtet oder gar berührt hätte. Steffen Lohrer sagt, für ihn sei das in gewisser Weise dennoch wie ein kleiner Schock gewesen. Denn: »Ab dem Tag, an dem wir den Heiler besucht hatten, ist die Krankheit komplett stehen geblieben.« Für ihn bedeutet das: »Ich habe da live gesehen, wie Heilung passiert ist.« Nach diesem Erlebnis wollte Steffen Lohrer mehr erfahren und herausfinden: War das purer Zufall? Und wenn nicht, was steckt dahinter? Heute, über zehn Jahre später, erklärt er das, was er bei João de Deus erlebt hat, so: »Viele Menschen haben im gleichen Raum durch Meditation die Energie hochgehalten.« Der Freund lebt nach wie vor und gilt als geheilt. Steffen Lohrer hat etliche weitere Heiler besucht und herausgefunden: »Heilung kann jeder recht schnell selbst lernen, wenn man interessiert ist.« Das sei nichts, was komplett verschlossen und nur einer kleinen Elite zugänglich sei. Wer wirklich wolle, könne sich da gut einfinden und das Heilen lernen.

Gerade als Wirtschaftsingenieur habe ihn selbst jahrelang die Frage umgetrieben: Wo finde ich Beweise? Steffen Lohrer hat regalmeterweise Bücher gelesen, immer weiter Seminare besucht und Menschen mit energetischen Fähigkeiten getroffen. Mittlerweile vertritt er die Überzeugung: »Auch wenn sich bei Geistheilung und Spiritualität nicht immer alles wissenschaftlich beweisen lässt, so gibt es doch Anhaltspunkte. Auch in der Quantenphysik, die es zusammen mit meiner praktischen Erfahrung stimmig erscheinen lassen, dass all diese Dinge in der feinstofflich-geistigen Welt funktionieren.« Für ihn sei es sehr wichtig gewesen, sich über die Hintergründe klar zu werden: »Das gibt mir eine gewisse Sicherheit, damit ich nicht unbewusst Unfug anstelle.«

Diese Sicherheit vermitteln ihm auch einwöchige Heilertreffen im Schwarzwald. Dort ist er im Frühsommer mit elf weiteren Heilern und ebenso vielen Klienten zusammen in einem Camp. Hier gibt es keine Businesspläne, sondern Gruppendynamik und sehr individuelle Krankheits- wie auch Heilungsgeschichten. Weit draußen im bergigen Wald, auf einem abgelegenen Hof bei Oberkirch, stellt er seine Fähigkeiten als Geistheiler eine Woche lang in den Dienst der gemeinsamen Sache, zu der die Internationale Vermittlungsstelle für herausragende Heiler (IVH) jährlich einlädt. Früher hätte man dazu vielleicht Druidentreffen gesagt. Heute könnte man hier von Social Responsibility moderner Geistheiler sprechen: Alle zwölf engagieren sich ehrenamtlich. Ein Arzt begleitet das Camp und dokumentiert die behandelten Fälle, bei denen depressive Verstimmungen, Lebenskrisen und psychosomatische Erkrankungen die Hauptthemen sind. Zu den Mahlzeiten und in einem Morgenkreis treffen alle zusammen. Neben Hausmannskost und vegetarischer Verköstigung gibt es ringsum würzige Waldluft, ganz viel Ruhe und hin und wieder einen frühsommerlichen Regenschauer. Der Ablauf hat sich in den vergangenen Jahren schon bewährt: Die Patienten wählen jeden Tag aufs Neue einen Heiler, der ihnen am hilfreichsten scheint, und finden so im optimalen Fall im Laufe der Woche die für sie passende Verbindung oder Methode. 24 solcher Camps gab es bereits; in der Regel mit chronisch kranken Kindern und ihren Angehörigen.

Für Steffen Lohrer ist das ein »großartiges« Beisammensein. Hier ist er genau da, wo Heilung geschieht, und kann selbst miterleben, wie es den behandelten Menschen besser geht. Etwa der angehenden Yogalehrerin, die um ihre Zukunft bangte, weil ihre Hand seit einiger Zeit lahmte – und die jetzt wieder richtig zugreifen kann. Je mehr Energie Lohrer im Laufe der Woche überträgt, desto lockerer und gelöster wird er selbst. Ihn lädt es förmlich mit neuer Begeisterung auf, hier vielfach mitzuerleben, was durch energetisches Arbeiten möglich ist. Am letzten Tag strahlt er: »Hier ist so viel Liebe!«

Mit Harald Wiesendanger ist ein Spiritus Rector der Geistheiler-Szene und Gründer der Stiftung »Auswege« beim Treffen mit von der Partie. Diese Stiftung tritt mit dem IVH für klare Qualitätskriterien bei Geistheilern ein und warnt mitunter sehr deutlich vor angeblichen Wunderheilern, mit denen die Patienten ihr »blaues Wunder« erleben. Von der IVH empfohlen wird nur, wer wie Steffen Lohrer ärztliche Nachweise erbringen kann. In seinem Fall war das unter anderem die als erfolgreich dokumentierte Fernbehandlung eines aidskranken Kindes im afrikanischen Benin, die Heilung von schweren Depressionen, Migräne oder von Epilepsie bei einem Jugendlichen.

Steffen Lohrer hat sich viel mit fernöstlichen Weltanschauungen beschäftigt. Taoismus und Zen haben ihn gelehrt: Rein in den Moment, raus aus der Bewertung. Den Moment annehmen, wie er ist. Die hinduistische Philosophie, wonach nicht immer zwei Gegensätze vorherrschen, sondern auf einer tieferen Ebene alles eins ist, hat er stark verinnerlicht.

Heilung ist für Steffen Lohrer kein Wunder – denn Wunder, so sagt er, gibt es nicht. Für ihn hat Heilung einzig und allein mit Energie zu tun. »In den tieferen Ebenen geht es immer nur um Energie. Wie Einstein schon festgestellt hatte, besteht alles nur aus Energie und von daher kann man auch über Energie heilen. Jeder. Nur können es manche besser und andere sind weniger talentiert.«

Steffen Lohrer sagt, er gebe nicht seine eigene Energie ab, sondern öffne sich als Kanal. Und das funktioniere, wenn jemand direkt vor ihm auf der Liege liege genauso gut wie in die Ferne. Noch, so Steffen Lohrer, sei Fernheilung zwar nicht vollständig wissenschaftlich erforscht. Doch der Biologe und parawissenschaftliche Forscher Rupert Sheldrake etwa gehe von einem morphogenetischen Feld um die Erde aus, mit dem jedes Lebewesen in irgendeiner Form verbunden ist. Und auch die Quantenphysik deute darauf hin, dass kleinste Teilchen über Tausende von Kilometern feinstoffliche Verbindungen aufbauen können. Nach diesen Prinzipien funktioniere auch das Geistige Heilen. Wichtig bei dieser Energieübertragung: Als Heiler müsse er »seine eigene Persönlichkeit loslassen und darauf vertrauen, dass alles seinen Sinn hat«. Er müsse mit sich im Reinen sein, um nicht seine eigenen Themen auf den Klienten zu übertragen oder von diesem »getriggert« zu werden. Und er müsse unbedingt die eine Grenze akzeptieren: »Das höchste Bewusstsein entscheidet am Ende, ob beim Klienten Gnade geschieht oder nicht.«

So, wie Steffen Lohrer lebt, ist alles eins. Er trennt nicht zwischen Arbeit und Nicht-Arbeit, Freizeit. Bei ihm geht eins ins andere über. Nach dem Yoga am Morgen checkt er seine Mails und kümmert sich dann um Neukunden für seine Consulting-Partner. Seine Business-Klientel ist der solide Mittelstand. Nicht der traditionelle, kleine Bäckermeister, sondern meist weltweit agierende Unternehmer, die zwischen drei und dreihundert Millionen Jahresumsatz machen – quer durch alle Branchen. Steffen Lohrer und sechs Mitarbeiter kümmern sich für sie um Nachfolger, Kooperationen, Investoren. Das läuft ab in ganzjährigen Transaktionen, bei denen die handverlesenen Kontakte nach und nach gefiltert werden und der Kontakt mit dem Auftraggeber intensiviert wird. Die Abläufe sind klar strukturiert. Seitenlange Protokolle dokumentieren das strategische Vorgehen.

Und da ergebe es sich dann auch immer mal wieder, dass man über das firmeninterne Geschehen hinauskomme und über anderes spreche. Lohrer spürt dann schon, ob er sich als Personal Coach und Heiler »outen« könne – oder den anderen damit zu sehr erschrecke. Die Vorurteile sind da, lassen sich seiner Ansicht nach aber leicht entkräften: Nein, Geistheilung hat nichts mit Voodoo zu tun. Nein, auch nicht mit Magie – und schon gar nicht mit Okkultismus. Und Gedanken lesen kann er auch nicht. Aber er kann zuhören. Er kann Fragen stellen – und vor allem eben auch Energie übermitteln und als Spiegel »den Klienten mit seiner wahren Natur verbinden«. So kommt es, dass immer mal wieder ein Unternehmer während der langwierigen Suche nach einem Nachfolger von der Consulting-Schiene auf die Coaching-Sitzecke hinüberwechselt.

Auch als Coach und Heiler geht Steffen Lohrer so klar strukturiert vor wie bei seinen Business-Transaktionen. Er bittet zunächst um das Ausfüllen eines neunseitigen Fragebogens. Da wird das Stresslevel ebenso abgefragt wie prägnante Beziehungsmuster und auch, wie es um den Glauben an die Selbstheilungskräfte des Körpers bestellt ist.

Da sitzt dann der gestandene Manager und räumt ein, dass er völlig gestresst ist. Nicht mehr weiß, wie er da herauskommen soll. Ihm einfach alles zu viel wird. Der Druck immer größer wird und ihm kaum noch Luft zum Atmen

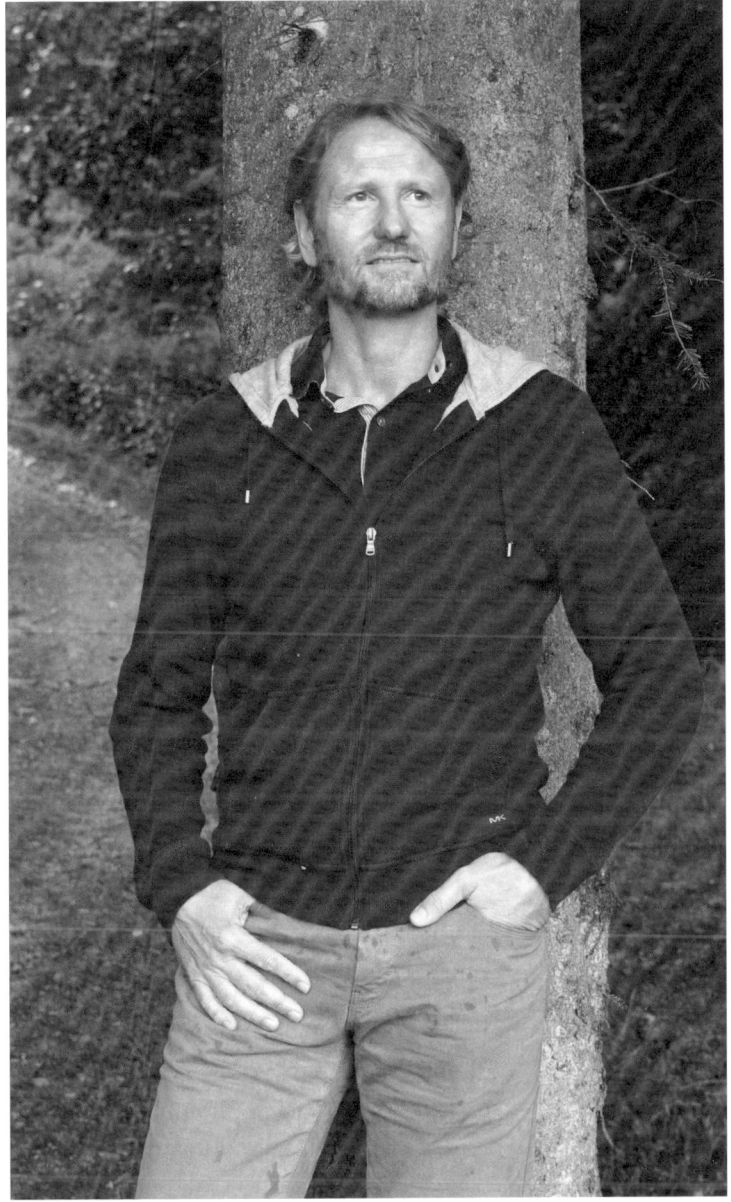

lässt. Solcher ›Stress im System‹ ist meistens auch die Ursache von Krankheit, so Steffen Lohrer – ja sogar auch von vielen Unfällen. Um diesen Stress zu beheben, reiche es nicht, die Symptome zu lindern. Da müsse man sich immer das ganze Paket anschauen: Körper, Geist, Psyche. Lohrer holt eine dieser Spielzeug-Schneekugeln und schüttelt sie vor dem Unternehmer kräftig durch. Der sieht folglich Schneegestöber – und dahinter ein Foto des Dalai Lama. »So sieht unser Verstand aus – wie diese geschüttelte Schneekugel. Erst wenn wir zur Ruhe, zur Stille kommen, sehe ich klar. Und erst wenn der Verstand klar ist, kann es ins Herz gehen und ich kann bewusste Entscheidungen treffen.« Oder hier – er zeigt eine Aufnahme von Gehirnsynapsen: »Hier wird alles gespeichert, was wir erleben. Kann man alles wissenschaftlich fundiert erklären. Und dann gibt es eben noch mehr.« Er zückt sein iPhone, geht auf YouTube und gibt »Feuerlauf« ein. Und schon sieht man Filme von Menschen, die nach wenigen Stunden geistiger Einstimmung über glühende Kohlen laufen und quasi den Beweis antreten, dass jeder Dinge tun kann, die man nicht für möglich halten würde – und so auch nicht in der Schule lernt. Neuestes Stück seiner Sammlung zur »Beweisführung« ist eine spektakulär verbogene Gabel. Die hat Lohrer von seiner letzten USA-Reise mitgebracht, wo ihn eine Mentaltrainerin angeleitet hat, allein mit der Kraft seiner Gedanken das Metall so zu erwärmen, dass es sich einfach verbiegen lässt. »Uri Geller ist also wirklich echt!«, sagt Steffen Lohrer und lacht. Ist doch alles ganz normal, so fährt er wieder ernsthaft fort: Bei olympischen Spielen habe ja auch jeder, der auf dem Treppchen steht, seinen Mentaltrainer.

Das klingt gut, auch in der harten Businesswelt. Zumal sich immer mehr Unternehmer für spirituelle Themen öffnen, wie Lohrer feststellt. Für ihn liegt das auf der Hand: Schließlich haben auch sie ihre Probleme, suchen Wege, um aus dem Stress herauszukommen. Und zeigen sich dabei auch vorausschauend: Burn-out löst so viele Fehltage in den Unternehmen aus, da erscheint Prävention immer angebrachter. Coaching könne da immerhin ein Pflaster auf die Stelle sein, die auf psychischer Ebene schmerzt. Heilung, so Lohrer, sei nochmal etwas anderes. Für eine Heilung klinke er sich als Kanal ein und leite Energie weiter, die Selbstheilungskräfte ankurbelt.

Manchmal, so sagt Lohrer aber auch, ist es dafür allerdings zu spät. Etwa bei Krebs im Endstadium. Steffen Lohrer musste erst lernen, damit umzugehen. Doch selbst wenn körperliche Heilung nicht mehr möglich ist, so sagt er, ist doch immer noch auf anderer Ebene eine Heilung möglich, die zum inneren Frieden führt.

Und noch eins hat er gelernt als Heiler. Am Anfang hatte er zwar rasche Erfolge, aber dann kamen die Patienten nach drei Monaten mit den gleichen Symptomen wieder. Für Steffen Lohrer ein Beleg dafür: Man müsse mit der Persönlichkeit in der Tiefe weiterarbeiten und dürfe die Ursachen nicht außer Acht lassen. Für echte Heilung müsse man richtig »rangehen« und ganz »dranbleiben«. Die tief im Unterbewusstsein verankerten Glaubenssätze transformieren, dieses »ich bin nicht gut genug«, »ich schaffe das sowieso nicht« oder »mein Partner sollte sich so verhalten …« ein für alle Mal abschütteln.

Einen Tag im Jahr hält sich Steffen Lohrer frei für die Grundsatzfrage an sich selbst: Ist das, was ich da mache, authentisch? Bin das wirklich ich? Dann erarbeitet er sich eine Vision von dem, was innerhalb der nächsten Jahre sein soll: Wie soll mein Charakter sein? Wie sollen meine Beziehungen sein? Welche Fähigkeiten will ich haben? Welche Erlebnisse? Welche materiellen Wünsche möchte ich mir erfüllen?

Gerade hat er sich ein neues BMW Cabrio bestellt. Gewisse Statussymbole gehören für ihn auf jeden Fall dazu. Eine schöne Wohnung, ein schickes Auto, ein gewisser Standard beim Reisen, das ist ihm wichtig. Alles nichts Übertriebenes, findet er – schließlich habe er als Businessmann Bodenhaftung gelernt. Und deshalb habe er auch keine kleine Yacht unten auf dem Neckar liegen und seine Klamotten kaufe er oft bei H&M.

Seine Consulting-Tätigkeit hat Lohrer in den vergangenen vier Jahren immer weiter zurückgefahren. Ihr widmet er derzeit etwa 20 Prozent seiner Zeit. Die restliche Zeit arbeitet er als Coach, für seine »Steffen Lohrer-Stiftung« und eben auch als Heiler. Wobei er hier den Grundsatz hat: »Der wahre Heiler heilt nur, wenn er darum gebeten wird. Alles andere ist übergriffig.«

Was sind für ihn die Risiken als Heiler? Ein Heiler, so sagt Steffen Lohrer, darf keine Angst haben vor diesen feinstofflichen Energien. Und er sollte kaum persönliche Probleme haben. Ein Heiler mit Verlustangst – der ziehe genau das Thema an. Steffen Lohrer zufolge geht es da um selbsterfüllende Prophezeiungen: »Je mehr Angst ich vor dunklen Themen habe, desto eher wird sich das Thema bewahrheiten.«

Seiner Sache mit der universellen Energie ist sich Steffen Lohrer mittlerweile so sicher, dass er dazu E-Books veröffentlicht. Kontinuierlich arbeitet er weiter an dem, was er als spirituelles Wachstum verbucht. Für Steffen Lohrer ist alles möglich. Und doch habe die höchste Intelligenz – andere sagen Gott dazu – manchmal andere Ziele. Dem stelle er sich nicht in den Weg: »Ich tue mein Bestes und öffne mich. Was danach passiert, kann ich nicht mehr beeinflussen.« Heilung wertet er demnach nicht als Erfolg oder Misserfolg. Auch da werde er immer gelassener. Wichtig sei doch eigentlich immer nur eins: immer in Liebe sein. Das ureigene, innere Wesen zu erkennen und unabhängig von der äußeren Situation im inneren Frieden zu bleiben.

» Können tut das jeder.
   Wir sind alle gleich.
   Wir sind alle Kinder Gottes.

Alfred Fuchs
Lauben im Allgäu

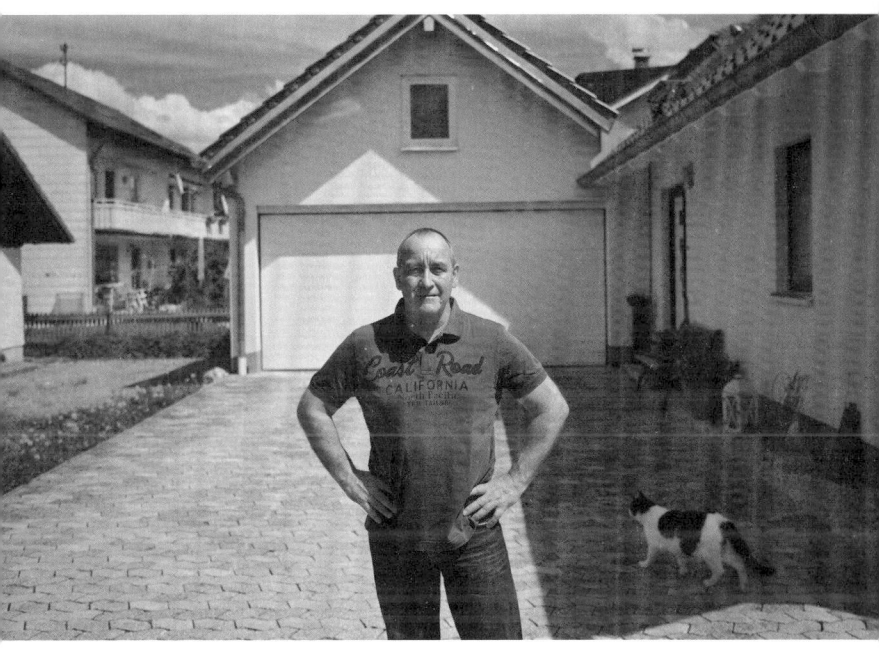

Alfred Fuchs ist von Beruf Isolierer und nach Feierabend Geistheiler. Für seine fünfköpfige Familie hat er im Neubaugebiet von Lauben bei Kempten im Allgäu ein Haus mit Doppelgarage gebaut. Der Hof ist gepflastert, der Boden im Haus gefliest, am Balkon blühen die Geranien, zur Terrasse hin hängt ein großes Herz aus rostigem Stahl an der Wand. Unterm Dach hat sich Alfred Fuchs sein Behandlungszimmer eingerichtet, das er auch als Meditationsraum nutzt. Hier empfängt er freitagmittags nach zwei Uhr. Dann kommen die Leute mit dem, was man auch im Allgäu halt so hat: Warzen, Rückenschmerzen, Gürtelrose, Rheuma, Depressionen, Schlaflosigkeit, Zigarettensucht. Oder auch Krebs.

Jeder von ihnen, das ist Alfred Fuchs wichtig, ist einzigartig. Kein Mensch gleicht dem anderen: »Alles, was du denkst, was ein anderer denkt – das kannst du gleich in den Abfalleimer werfen. Kannst wegschmeißen. Denn Gott hat uns einzigartig erschaffen.« Nur eines mache alle Menschen gleich: »Wir sind alle Kinder Gottes!«

Mit Gott hat der 61-Jährige seine ganz eigene Erfahrung gemacht. Das war damals, als zwölf-, dreizehnjähriger Lausbub noch. Er hatte schon früher viel gelesen und sich so seine Gedanken gemacht. Mit dem »lieben Gott« hat er damals arg gehadert. Wenn der, wie in der Kirche gesagt wurde, so schlimm und böse sein kann, dann wollte er den nicht haben. Wenn der einen so in die Ecke drängt, dass man nur in den

Himmel kommt, wenn man an den Pfarrer glaubt und dieses tut und jenes nicht, dann war das nichts für ihn.

Dann kam der Tag, an dem er mit zwei Freunden im Wald war. Plötzlich tauchte ein Förster mit seinem Hund auf und schimpfte los, weil er einen abgefackelten Baum entdeckt hatte. Fredi, wie ihn alle nannten, saß oben auf einem Baum, die beiden anderen waren schon wieder draußen aus der Umzäunung. Fredi wusste genau: Wenn der ihn erwischt, dann ist er dran. Dann muss sein Vater den Baum bezahlen, obwohl Fredi das gar nicht getan hatte. Und er wird Schläge kriegen. Da hat er in höchster Not gebetet: »Lieber Gott, wenn's dich jetzt doch gibt, jetzt könnt' ich dich brauchen. Schau, dass ich davonkomme. Dann können wir wieder miteinander reden.« Und tatsächlich hat ihn der Förster nicht entdeckt, obwohl Fredi in den Ästen direkt über ihm saß. Für Fredi war das Beweis: »Irgendwas gibt's.« In dieser Minute hat er seinen Glauben wiedergefunden. Und wieder nach Gott gesucht. Aber nicht nach dem alten. Dieser strafende Gott, von dem hier in den Kirchen gepredigt wird, bei dem man so viel schneller in die Hölle komme als in den Himmel, der kann ihm bis heute gestohlen bleiben. Für Alfred Fuchs ist Gott alles und allumfassend: »Jeder bezeichnet ihn anders, aber alle meinen das Gleiche.« Auch der Teufel, so es ihn gibt, sei ein Teil von Gott – wie jeder einzelne Mensch eben auch. Und was die Heiler betrifft, so steht für Alfred Fuchs fest: »Jeder Heiler, der ein bisschen was begriffen hat, der weiß, dass er ein Werkzeug Gottes ist.«

Das mit dem Heilen ging bei ihm so mit 17, 18 Jahren los. In dem Alter fing er seine Lehre als Isolierer an, und ein Kollege zeigte ihm, wie man das Kopfweh wegmacht, wenn man gesoffen hatte: »Das ist nichts anderes, als wenn du da deine Hand ein bisschen hinlegst und dann die Energie wegnimmst.« Das Handauflegen hat auch bei anderen Beschwerden geholfen. Etwa bei seiner Frau, die er damals gerade kennenlernte, wenn die über Menstruationsbeschwerden klagte. Der Bruder seines Chefs brachte ihm dann Gebetsheilungen bei, mit denen man Warzen und Gürtelrosen wegbeten und Brand löschen kann. Obendrein las Alfred Fuchs alles, was er zu spirituellen Themen in die Hände bekommen konnte. Er sagt heute: »Der liebe Gott führt dich schon, wenn du willst.« So sei er dann auch Mitte der 1990er Jahre zu seinem Lehrer Johannes Sauter gekommen, der in Göppingen ein Institut für Psychologie, Metaphysik und geistige Heilweisen führt. Dort ließ sich Alfred Fuchs im Laufe der Jahre zum metaphysischen Geistheiler und psychologischen Berater ausbilden. Wobei für Alfred Fuchs immer klar war: »Hei, lieber Gott, des isch fei dein Spiel. Ich halt mich heraus. Ich leg da meine Hand hin – aber alles weitere geht mich fei nichts an.« Das habe er wohl von Anfang an intuitiv richtig gemacht, so sagt er heute. Es braucht den Schutz und die Führung, so habe ihm sein Lehrer Johannes Sauter später bestätigt, »sonst ist das alles nichts«.

Eigentlich sei das, was er mache, wie bei den Telefonistinnen früher in den alten Schwarz-Weiß-Filmen: »Durch meine Hingabe öffne ich einen Kanal. Ich bin da nichts anderes als der Vermittler zwischen dem, der Hilfe braucht, und Gott. Wie diese ›Fräulein vom Amt‹, die eine Leitung zusammenstöpseln. So mache ich das auch: Ich stecke zwei zusammen. Nicht mehr und nicht weniger.«

Es klingelt an der Haustür im beschaulichen Lauben. Ein Mann um die vierzig aus einem Nachbarort steht draußen: »Grüß Gott!« Alfred Fuchs führt die Treppe hoch in sein

Behandlungszimmer. Der Gast leidet seit Tagen an einer Gürtelrose. Alfred Fuchs lässt sich die Stelle am Bauch zeigen. Die Pusteln bilden gut sichtbar einen Ring, der auf Gürtelhöhe schon halb um den Oberkörper reicht. Ein Fall für das »Gebet zur Befreiung von der Rose«. In seinem alten Büchlein ist dazu vermerkt: Dreimal über die Gürtelrose streichen und dazu das »Vaterunser« beten. Dann einen »großen Glockenschlag« dazwischen Zeit lassen und am nächsten und übernächsten Tag das Ganze wiederholen, also insgesamt drei Tage lang. »Und dann hat sich das auch«, ist Alfred Fuchs zuversichtlich. Weil er weiß, dass solche brennenden Pusteln dann auftauchen, wenn jemand Stress hat, fragt er noch nach: »Was ist denn bei dir gerade los?« Die Mutter ist vor nicht allzu langer Zeit gestorben, so erzählt der Mann mit der Gürtelrose bedrückt. Alfred Fuchs drückt sein Mitgefühl aus: Ja, sie war schon alt. Hauptsache, sie hat nicht leiden müssen.

Gerade in Zeiten von Todesfällen und emotionalem Stress ist es Alfred Fuchs zufolge ratsam, eine weiße Kerze anzuzünden: »Das ist göttliches Licht. Da kann man zur Ruhe kommen und auch seinen beiden Engeln sagen: Helft mir!« Jeder habe nicht nur einen, sondern zwei Engel: Seinen Schutzengel und seinen Führungsengel. Die könne jeder wahrnehmen, wenn er sich darauf einlasse, in sich hineinhöre. Doch immer Obacht, auch wie man darüber spreche. Gerade bei Engeln, da sei der Teufel nicht weit entfernt. Und dann schweigt Alfred Fuchs erstmal.

Ganz gerne übers traditionelle Warzenwegbeten im Allgäu unterhalten würde er sich einmal mit Eckart von Hirschhausen. Der war kürzlich hier im Süden auf Tour. Ob der wisse, was hier zwischen Immenstadt und Memmingen viele

Heiler nach wie vor bewirken mit ihren Gebeten? Das von Alfred Fuchs lautet: »Warze weiche davon / mit der reifen Sonn / wie deran sein Blut / rinnen tut.« Würde ihn der Hirschhausen fragen, wie das gehen könne, dann würde er ihm erklären: Eine Warze sei ja eine lebende Zelle. In dem Moment, wo er bete, da nehme Gott der Warze erstmal die Lebensenergie weg. Damit sei die Zelle zwar immer noch da – aber inaktiv, schwach und bald schon assimiliert vom Körper. Das könne bei Kindern innerhalb von drei Tagen geschehen. Bei Erwachsenen könnten auch zwei, drei Gebete notwendig sein. Schwierig sei es bei Menschen, die immer wieder hinschauen, ihre Gedanken der Warze zuwenden und diese damit quasi wieder zum Leben erwecken würden. So wie der Warze lasse sich im Übrigen auch jeder anderen Zelle, auch jeder Krebszelle, die Energie wegnehmen. Das mache Gott, sagt Alfred Fuchs, wenn man ihn lasse.

Den Menschen könne man immer nur zuraten: »Lass allem seinen normalen Lauf. Mach dir keine Sorgen, hab keine Angst.« Denn jeder, so Alfred Fuchs, sei wie Jesus ein eingeborener Sohn Gottes. Jesus sage ja selbst: Ihr seid alle meine Brüder und Schwestern. Und Gott selbst lasse uns ja immer wieder wissen: »Du bisch ja schon alles, was ich dir geben kann: Du bisch schon ein Teil von mir. Was soll ich denn noch mehr geben? Wenn ich mich in Dein Leben einmische, dann bisch nimmer mein Kind. Dann bisch mein Sklave. Dann gibt es keinen freien Willen mehr.«

Die Allgäuer, so weiß Alfred Fuchs, brauchen handfeste Erklärungen. Logik. Er redet gerne und sehr offen – wenn ihm danach ist. Zugleich ist der 61-Jährige vorsichtig mit dem, was er sagt und erzählt. Man kennt ihn in der Gegend, auch wenn er nicht direkt von hier stammt, sondern nach

Lauben eingeheiratet hat. Seit auch die jüngste Tochter volljährig ist, arbeitet Frau Fuchs stundenweise im Supermarkt.

Alfred Fuchs hält sich mit Tischtennis fit und hat seit Jahr und Tag einen Wohnwagen am See beim FKK-Verein stehen. Dort spielten sie kürzlich pantomimisches Beruferaten, und das war dann schon auch spannend für ihn: Wie nehmen ihn die anderen wahr, die ihn als guten Freund kennen, aber auch von seiner Gabe als Heiler wissen? Als sich sein Kumpel dann im Schneidersitz zum Meditieren hingesetzt hat, da sei allen auf Anhieb klar gewesen: Das ist Fredi! Offenbar, so meint er, nehmen ihn seine Freunde und Bekannten schon als Heiler und spirituellen Menschen wahr, auch wenn er das nicht vor sich hertrage. Und manche, so spürt er, haben fast ein bisschen Angst vor ihm. Denken vielleicht, er wisse mehr als sie selbst über sie. Alfred Fuchs lacht und winkt ab: »Das will ich doch gar nicht alles wissen – da würde ich ja Kopfweh bekommen.« Als metaphysischer Geistheiler könne er natürlich in einen Menschen hineinschauen und erkennen, weshalb der was wie mache. Doch niemals mache er das ungefragt: »Es gibt Gesetze, die sollte man schon einhalten. Ich würde nie was machen, wenn mich der Mensch nicht darum bittet. Das wäre geistige Vergewaltigung – und das ist noch schlimmer als körperliche Vergewaltigung.«

Es gibt Gesetze für Alfred Fuchs – und eine Logik hinter den Abläufen in der Welt. Für ihn gelten Leitsätze wie: »Deine Gedanken machen die Welt!«, »Der Glaube erschafft dein Leben.« So wie das Universum aufhöre zu existieren, wenn man nur ein einziges Atom entferne, so gebe es auch Gott nur als Ganzes. »Vor Gott sind wir alle ein Teil von ihm und alle gleich wichtig – als Kinder Gottes.« Einen Unterschied, den gebe es schon: »Wir sind halt nicht alle in der gleichen Klasse.« Gott gebe jedem nur das, was er ertragen kann. Demnach habe auch grundsätzlich jeder die Gabe zu heilen. Nur habe nicht jeder die nötige Reife. Diese Reife habe nichts mit menschlichen Qualitäten zu tun. Doch diese Reife zeichne die Menschen aus, die heilen können. »Können tut das jeder. Wir sind alle gleich.« Jede Mutter, die ihrem Kind die Hand auf das schmerzende Bäuchlein halte, gebe ihre Liebesenergie in dem Glauben, dass das irgendwie helfe – und genau das tue es ja auch.

Alfred Fuchs hilft, wann und wie er kann. Vorhin kam ganz unangemeldet ein verweintes Nachbarmädchen auf die Schnelle vorbei, weil es sich beim Radeln den Arm gestaucht hat. Immer wieder melden sich aber auch von weither Menschen, die von ihm gehört haben, und machen wegen chronischer Leiden oder schweren Erkrankungen einen Termin. Für die Behandlungen stellt er seine Zeit mit einem unteren Stundensatz – 40 Euro – in Rechnung, »und damit ist der Fall für mich erledigt«. Heilung selbst hält er für unbezahlbar. Zumal die eh nicht er, sondern Gott mache.

Alfred Fuchs hat mit dem Heilen aus Leidenschaft angefangen, wie er selbst sagt. Er hat sich weitergebildet und mittlerweile auch ein Kleingewerbe angemeldet. Wenn es nötig ist, legt er die Hand auf oder lindert Rückenbeschwerden mit der Dorn-Methode: »Wenn ich sehe, du hast zwei Wirbel ausgerenkt und deshalb Kopfweh, dann drück ich erstmal die Wirbel hinein. Das Kopfweh kann ich immer noch wegbeten, das ist okay, aber die körperliche Ebene ist einfach mal sehr wichtig für den Menschen.«

Bei der Frage nach der Ursache einer Krankheit wolle er da keinem etwas von seiner Weltsicht überstülpen oder ihn in eine Richtung drängen. Er wolle höchstens ermutigen,

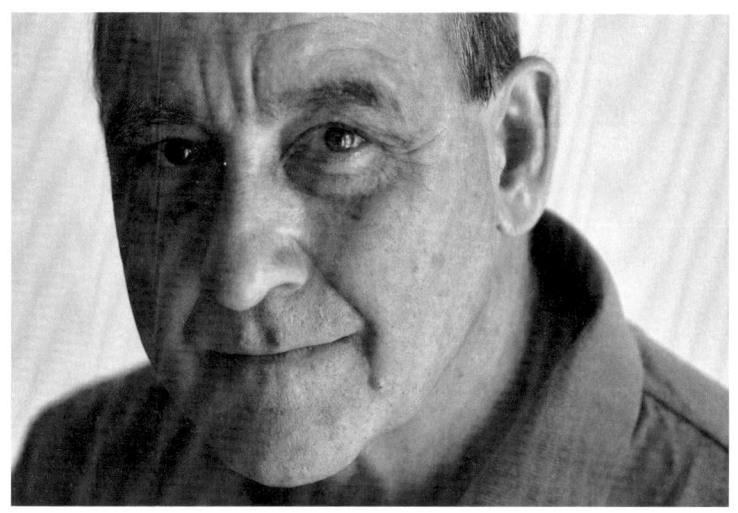

sich über das Problem klar zu werden, das zum Beispiel Nesselsucht hervorruft. Der Name verrät schon, wie lästig sie ist: Die rot entzündeten Quaddeln jucken wie nach der Berührung durch Brennnesseln. Wodurch sie ausgelöst werden, ist für die Schulmedizin bis heute eine offene Frage. Für Alfred Fuchs ist Nesselsucht eine allergische Reaktion des Körpers auf einen psychischen oder seelischen Auslöser. Die Nesselsucht wegzumachen, das sei leicht, geradezu »Kindergarten«, das gehe mit Gebeten so nebenbei. Aber das grundsätzliche Problem dahinter, das könne nur der Erkrankte selbst lösen. Deshalb gehe es immer auch darum, Geist und Seele so weit zu bringen, dass sich der Kranke selbst sage: »Jetzt habe ich keine Lust mehr, krank zu sein.« Unterm Strich könne kein Heiler mehr, als die Selbstheilungskräfte eines Menschen anzuregen. Alles andere hält Alfred Fuchs für nicht glaubwürdig.

Er selbst glaubt: Menschen können nur geheilt werden, wenn sie es zulassen. Manche wollen einfach gehen, etwa wenn ihnen der Tod des Partners das Herz gebrochen habe. Diese Menschen bräuchten dann eine Krankheit, um sterben zu können. So vieles, sagt Alfred Fuchs und wird ganz nachdenklich, gehe über das Unterbewusstsein. Das zeige sich beispielsweise, wenn er Hypnose einsetze, um Süchte wie das Rauchen wegzunehmen. Hypnose definiert der Laubener als natürlichen Geisteszustand zwischen Wachbewusstsein und Schlafbewusstsein. Diese Phase, in der nur das Unterbewusstsein, nicht aber das Bewusstsein wach ist. In diesen Zustand führe er bei Bedarf hinein und da speichere das Unterbewusstsein dann ab, was man ihm sage. Und das funktioniere, weil 85 Prozent von dem, was man den ganzen Tag über mache, eben vom Unterbewusstsein gesteuert werde. Da, im psychischen, seelischen Bereich, entstehen Krankheiten, so Alfred Fuchs.

Für ihn hat jeder sein Karma und auch das spiele eine Rolle. Karma, das hier im jetzigen Leben aufgebaut werde, und Karma, das aus dem vorherigen Leben stamme. Letzteres zeigt sich für Alfred Fuchs dann, wenn man in eine Situation gerate, die einen stark an ein intensives Erleben in einem früheren Leben erinnere. Zwar speichere man nicht das Erlebnis ab, aber die Emotionen aus früheren Leben blieben erhalten, abgespeichert in einer »Emotionsschublade«. Werde die durch ein bestimmtes Erlebnis wieder geöffnet, komme womöglich auch wieder etwas zutage, was noch aus dem vorherigen Leben herrühre. Und an diesem Punkt setzt Alfred Fuchs dann auch bei seinen Klienten an, wenn es ein Erlebnis gab, das tief drinnen abgespeichert ist – und eine althergebrachte Angst, die gleiche Verzweiflung wieder auftaucht. Dann komme Karma von früher voll in das jetzige Leben. Und da könne man dann nimmer davonlaufen. Da signalisiere der Körper durch Krankheiten, dass es im Unterbewusstsein etwas aufzulösen gebe. Und das könne im Extremfall durch Rückführungen geschehen.

Bei Rückführungen ist Alfred Fuchs zufolge größte Vorsicht geboten. Das sei sehr heikel. Einmal habe er das gewagt, bei einer guten Bekannten, die er davor schon öfter hypnotisiert habe – »ein sehr gutes Medium«. Diese Frau habe ein Karma mitgebracht, das in diesem Leben aufgearbeitet werden musste. Dazu habe er mit ihr in das frühere Leben zurückgehen müssen. Da müsse man sich schon sehr absichern, schließlich könne man sich auch verlieren dabei – wer wisse schon, in welcher Sprache man im vorigen Leben gesprochen hat? Das müsse man so machen, dass Gott einen beschützt und man auch alles wieder vergisst. Sonst wäre derjenige hinterher total fertig, habe sozusagen zwei Leben – ein Ding der Unmöglichkeit. Das gehe nicht, das dürfe nicht sein: »Du bist jetzt hier und im vorigen Leben warst du eine andere Person. Um das vorherige anzuschauen, um dir zu helfen, muss ich das aufmachen. Aber ich muss es auch wieder verdecken. Ich darf dir das nicht lassen.«

Und Alfred Fuchs selbst muss auch immer wieder loswerden, was ihm die Leute an Kummer und Sorgen ins Haus tragen. Er lässt sich zwar auf jeden ein, ohne Wenn und Aber. Aber wenn der Mensch dann wieder weg ist – dann vergisst ihn Alfred Fuchs möglichst schnell. Das ist seine Art, die Balance zu halten. Dann macht er wieder ganz sein Ding. Wenn er nicht helfen kann und Menschen sterben, die ihm am Herzen liegen, dann tröstet ihn: »Wir gehen doch nach Hause, zu Gott, unserem Vater, unserer Mutter. Was ist schlimm am Sterben? Wir gehen dahin, wo wir herkommen. Nach Hause! Das ist doch was Schönes! Sowieso, wenn ich einen Gott habe, der mich nicht wertet, der immer sagt: Super, bisch wieder da – und wie hat's dir gefallen?«

In »The Secret« von Rhonda Byrne, diesem als Buch und Film erhältlichen Klassiker der Esoterik mit einer Mischung aus Erklärungen der Autorin und Zitaten bekannter Weisheitslehrer, stehe an sich nichts anderes, als er sage, so Alfred Fuchs. Durch das eigene Denken, Fühlen, Handeln und auch den Glauben mache doch jeder sein Ding, sein Leben. Deshalb helfe es auch, sich etwa bei einem verknacksten Fuß vorzustellen, wie man in vier Wochen wieder durch den Wald läuft. Dieses Gesetz der Anziehung hat er verinnerlicht. Kritik an der esoterischen Weltsicht von Rhonda Byrne und den Heilsversprechen tangieren ihn herzlich wenig. Für ihn zählt die Logik, die diese Texte für ihn haben.

An Gott zweifelt Alfred Fuchs nie. An sich selbst gelegentlich schon. Auf die Frage, weshalb er nicht ausschließlich als Geistheiler arbeitet, antwortet er offen: »Des trau ich mich net.« Für ihn sei das eine Frage des Geldes und auch des Selbstwertgefühls: Was traue ich mir zu? Da könne er nicht aus seiner Haut. »Das ist mein Leben, ich muss ja ehrlich zu mir selbst sein.« Ganz sicher täten genug Leute kommen, es gebe ja so viele Kranke. Sicher sei er besser als manche andere Heiler. Allein, ihm fehle der Glaube daran, dass er wirklich viele Menschen anziehen könne. Daran ließe sich wohl was ändern – »Deine Gedanken schaffen dein Leben.« – aber es sei halt nicht einfach. Und: »Sobald du aufs Geld aus bisch, isch es schwierig.« Geld sei aber halt wichtig, wenn man als Alleinverdiener mit fünfköpfiger Familie lebt. Die Kinder werden es ihm und seiner Frau vielleicht ja mal danken, so sagt er. Und sicher hat sein Job als Isolierer dazu beigetragen, dass Alfred Fuchs so bodenständig geblieben ist. Zumal ihm seine Frau schon auch deutlich sagt, wann er mal wieder den Heiler oben im Behandlungszimmer unterm Dach lassen muss.

Über die Jahre hat sich der Handwerker, Heiler, Familienmensch und FKK-Freund daran gewöhnt, dass er sich immer wieder aufs Neue ausbalancieren muss. Er lacht, zuckt mit den Schultern und sagt: »Da, wo der Kopf ist, da bist du halt am meisten.« Und wo der absolute Lieblingsort von Alfred Fuchs ist? Bei der Frage wird er ganz still. Und sagt dann nur zwei Worte: »Bei Gott!«

» Nur aus wahrer Versöhnung und Liebe kann wahre Heilung entstehen.

Ojuna Altangerel
Walzenhausen, Schweiz

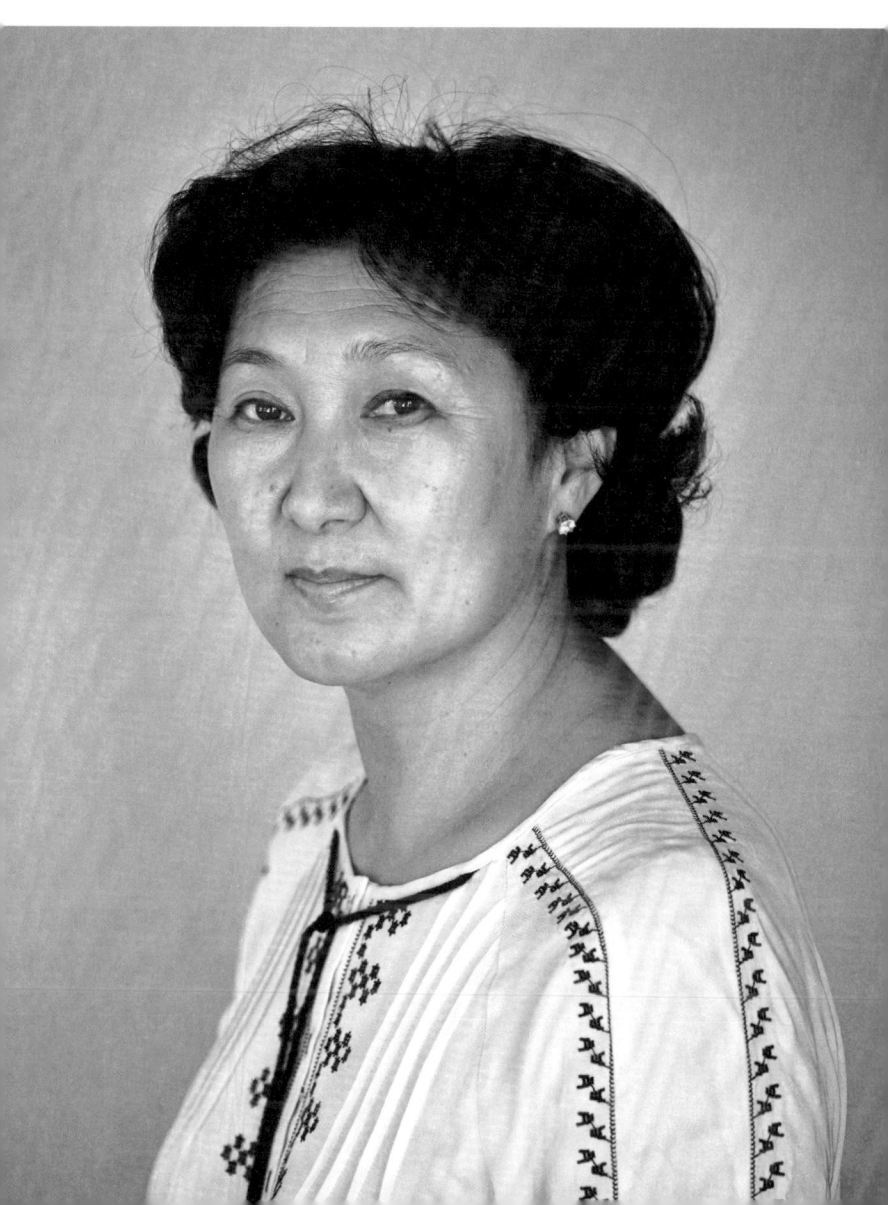

Für Ojuna Altangerel ist es, als reite sie zwei Pferde, ein großes und ein kleineres. Auf dem einen fliegt sie durch die Lüfte, mit dem anderen ist sie auf der Erde unterwegs. Die Frau mit den breiten Wangenknochen und den schmalen Augen lächelt und bleibt doch ganz ernst, als sie mit diesem Bild beschreibt, was sie ist: approbierte Ärztin mit jahrelanger Praxiserfahrung und Schamanin mit mongolischen Wurzeln. Dabei hat das Wörtchen »und« für sie eine ganz entscheidende Bedeutung. Sie sagt: »Menschen, die Heilung suchen, dürfen nicht trennen. Es darf keine Teilung geben zwischen Gut und Böse, zwischen Vater und Mutter, Krankheit und Gesundheit, Geist und Seele, Arzt und Heiler.« Alles gehöre zusammen. Müsse miteinander verbunden sein. In ihrem Welt- und Menschenbild ist niemand eine Insel und keine Seele im familiären Gefüge darf ausgeschlossen sein. Sie sieht es als ihre Hauptaufgabe, dieser Ordnung zu dienen.

Den idealen Ort, um ihren mongolischen Hintergrund und westliche Wissenschaft zu verbinden, den hat sie für sich im weitläufigen Schweizer Örtchen Walzenhausen gefunden. Das liegt im Dreiländereck von Deutschland, Österreich und der Schweiz, wo der Rhein in den Bodensee mündet. In ihrem kleinen Park zur Straße hin gedeiht der Frauenmantel so prächtig, als wolle er einen Wall um Haus Grimmenstein legen. Auf dem Parkplatz stehen Autos aus Sankt Margarethen und mit deutschen Kennzeichen. Das Wartezimmer ist rappelvoll, von Montag bis Samstag herrscht hier reger Praxisbetrieb.

Ojuna Altangerel spricht nicht von Kranken, Patienten oder Klienten, die teilweise von weit her zu ihr kommen, sondern von »Betroffenen«. Sie will mit ihrer Behandlung nicht *weg* von der Krankheit, sondern *hin* zu ihr. Sie will wissen: Was steht dahinter? Welche Seele meldet sich damit zu Wort? Welchen Hintergrund hat das Leid der Menschen, die bei ihr Hilfe suchen? Oder, mit anderen Worten: Was will die Krankheit zum Ausdruck bringen? Welche Botschaft übermittelt sie?

Ein Blick zurück lässt vieles klarer werden: Ojuna Altangerel ist im Mai 1963 in der mongolischen Hauptstadt Ulan Bator als eines der jüngsten Kinder einer großen Familie geboren worden. Ihre Eltern gehörten zu den ersten Intellektuellen in der heutigen Republik Mongolei. Die Mutter lehrte als Agraringenieurin an der Universität, hatte ihre Doktorarbeit über Schilfbepflanzung zur Erhaltung der Trinkwasserversorgung geschrieben und setzte sich in dem Steppen- und Wüstenland für das Anpflanzen von Bäumen ein. Weil die Mutter wenige Wochen nach der Geburt wieder arbeiten musste, übernahm die Großmutter die Kinder. Bei ihr, der Nomadin, lernte Ojuna Altangerel von klein auf, einen Haushalt in der Jurte zu führen. Mit 15 Jahren wusste sie, wie man auf dem Holzherd für die ganze Familie kocht, gleichzeitig über die Tiere draußen wacht und neben den jüngeren Geschwistern auch die bettlägrige Großmutter versorgt. »Das war ein strenges, aber wunderschönes Leben. Wir hatten nur gerade Zeit zu atmen und schnell zu essen. Die Natur und die Tiere bestimmen bei uns Nomaden alles«, erzählt sie. Und erklärt mit dieser früh eingeübten Überlebensstrategie auch, wo sie ihre effiziente Herangehensweise und die eiserne Disziplin, mit der sie ihr Leben meistert, gelernt hat: »Das war ein großes Geschenk für mich!«

Die heilkundige Großmutter hatte ihr von klein auf immer wieder gesagt, auch sie solle heilerisch den Menschen dienen. Doch Ojuna – Altangerel ist der Vorname des Vaters und wird üblicherweise nicht ständig mitgenannt – hatte zunächst einen anderen Traum. Sie wollte Atomphysikerin werden. Ihr Vorbild war die polnische Physikerin und Chemikerin Marie Curie. Doch dann, mit 18 Jahren, erkrankte sie schwer, erblindete fast und entschied sich gegen Physik und Mathematik und für die Medizin. Zumal sie damit ihrer Mutter, die alle acht Kinder studieren ließ, einen großen Wunsch erfüllen konnte: »Die erste Voraussetzung, wenn du als Heiler dienen willst, ist eine einwandfreie, liebevolle, achtungsvolle Beziehung zur Mutter.« Sie schrieb sich also zum Medizinstudium ein und bekam in Halle an der Saale in der DDR der 1980er Jahre einen Studienplatz. Mit 26 Jahren kehrte sie in die Mongolei zurück, arbeitete als junge Professorin in der Epidemiologie und Mikrobiologie an der Medizinischen Universität. Sie hielt Vorlesungen vor Studenten, die teilweise wesentlich älter waren als sie selbst. Üblicherweise hatten die Studierenden zuvor bereits als Krankenschwester oder Pfleger gearbeitet und brachten aus der Praxis viel Erfahrung und Wissen mit. Ein Umstand, der Ojuna imponierte. Nur für sich selbst musste sie nach eineinhalb Jahren eingestehen, dass das Ärztinnendasein in dieser Form sie nicht richtig begeisterte: »Heilen und Dienen konnte ich da nicht so viel.«

1990 brachte sie ihre erste Tochter zur Welt. Eine schwere Geburt, bei der sie und das Kind fast gestorben sind. Das

Kind war sehr schwach, konnte auch mit zehn Monaten nicht richtig schlucken, drohte zu verhungern. Aus ärztlicher Sicht war eine Operation nötig, um die Magenverengung zu lösen. Doch eine solche Operation in der Mongolei, so warnten sie die Kollegen gleichzeitig, werde das Kind kaum überleben. Das wollte sie nicht riskieren. Widerstrebend nahm sie deshalb als letzte Hoffnung den Rat an, einen Bariach aufzusuchen, einen »mit den Händen Heilenden«. Dieser lebte in einem Plattenbau im neunten Stock und war so beliebt, dass die Menschen bis auf die Straße und noch um den Wohnblock herum anstanden, um seine Hilfe zu erbitten. Und das nachts, denn von Staats wegen war es ihm verboten, ohne medizinische Ausbildung als Heiler zu arbeiten. Ojuna wurde mit ihrem Säugling auf dem Arm an der Schlange im Treppenhaus vorbeigelassen. Sie trat in eine kleine Wohnung, wo die Frau des Heilers den Wartenden Tee anbot und jener einen nach dem anderen behandelte. Ojuna wollte ihre Tochter zur Behandlung ausziehen, doch er winkte ab. Der Bariach machte mit dem Daumen drei Griffe und prompt wurde das blässliche Baby ganz rot im Gesicht, schrie aber nicht. Zum Abschied gab er Ojuna ein großes, süß-klebriges Bonbon für das Kind mit, das sie ihm am Abend geben sollte. Das wollte Ojuna keinesfalls: Das Bonbon war ihrer Ansicht nach viel zu groß. Doch ihre Mutter bestand darauf und schimpfte: »Du und dein Kopf verhindern, dass deinem Kind geholfen wird!« Das Baby verschluckte sich denn auch heftig an dem Bonbon, musste kräftig husten – und aß seit dieser Zeit mit größtem Appetit. Für die ganze Familie war das Erlebte ein Wunder. Ojuna wurde damals klar: »Das Bonbon war eine Prüfung. Für den Heiler, ob das Kind schlucken und beißen kann. Und für mich, ob ich meinen westlich geprägten Kopf nochmal frei bekommen kann.« Ihr zeigte dieses Erlebnis: Es gibt auch Menschen ohne akademische Ausbildung, die helfen können. Das war für sie der Moment, »von meinem Hochmut auf den Boden herabzusteigen«. Ein Schlüsselerlebnis: »Mein Herz wurde geöffnet und mein arroganter Kopf musste sich zurücknehmen. Ich hatte trotz aller Skepsis jetzt selbst erlebt: Es gibt Menschen mit einer besonderen Gabe, die Menschen retten und Tieren helfen können.«

Ojuna besann sich damals wieder auf Rituale und die Gaben ihrer Großmutter. Für diese Nomadin gab es immer auch noch eine andere Dimension als die Körperrealität. Ojuna achtete jetzt selbst auf ihr besonderes Gefühl in den Fingerspitzen und wandte sich der traditionellen mongolischen Medizin, Akupunktur, chinesischen Medizin und anderen Methoden zu.

So kam sie zu einer Heilerin in der Gobi-Wüste. Diese bezog ihr Wissen aus Aufzeichnungen von Danzan Ravjaa, der vor 150 Jahren in der Mongolei viele Impulse gab für Kunst und die Alphabetisierung, und der auch Numerologie in seinen Behandlungen anwandte. »Bei ihrem heilenden Dienen habe ich viele Wunder erlebt«, erzählt Ojuna. Dieser Heilerin habe das Foto und eine Socke von einem Menschen (die andere Socke blieb bei dem Behandelten) genügt, um ihn schamanisch aus der Ferne zu heilen: »Sie las von der Materie den ganzen Menschen ab.« Ojuna erinnert sich etwa an einen Fünfjährigen, der mit starken Verbrennungen auf der Intensivstation lag. Da habe die Heilerin drei Nächte nicht geschlafen und mit der Mondenergie so gearbeitet, dass der Fünfjährige überlebte. Alles war gut – doch dann ertrank der jüngere Bruder, gerade drei Jahre alt. Für Ojuna zeigt sich hier: »Wir müssen ordnend helfen. Wir müssen immer einen Schritt hinter den Betroffenen bleiben.« Für ihre Heilerin habe immer gegolten: Die Jüngeren haben mehr Recht weiter zu leben als die Älteren. Diese »harte, aber wahre Aussage«, so Ojuna, habe sich ihr seither oft bestätigt.

Ojuna heiratete und kam so 1993 nach Deutschland zurück, zunächst nach Berlin. In Tübingen, wo sie dann ihre erste Praxis eröffnete, hat sie ihre zweite Tochter zur Welt gebracht. Der Professor riet zum Kaiserschnitt, doch Ojuna vertraute auf Akupunktur und die Anwesenheit ihrer Mutter und brachte so ohne Komplikationen ein 60 Zentimeter großes Mädchen zur Welt – was der Chefarzt ohne Kaiserschnitt nicht für möglich gehalten hätte.

Die beiden Geburten ihrer Töchter waren für sie wesentliche Erfahrungen. Nur beim Gebären, so Ojuna, liegen Leben und Tod auf einer Ebene: »Durch diesen Schmerz hindurchzugehen heißt, den Tod zu berühren.« Der Tod bleibe immer ein Geheimnis. Um dem Leben zu dienen wie sie es tue, müsse man den Tod anerkennen und ehrfürchtig sein: »Der Tod kommt und macht es, der braucht keine Diener.«

Zur ganz besonderen Erfahrung wurde für sie die Begegnung mit Bert Hellinger, wegen dem sie 2002 bis nach Japan reiste: »Das hat mich in eine höhere Dimension gebracht.« Heute stehen so gut wie alle seine Bücher über Familienaufstellungen im Regal von Haus Grimmenstein in Walzenhausen. Hier lebt und arbeitet sie jetzt mit ihrem dritten Ehemann, Michael Wodnar. Und das ganz im traditionellen, mongolischen Rollenverständnis: Die Mutter ist die größte und höchste Dienerin, ihre Kinder sind ihre großen Lehrer. Und ihnen will sie vorbildlich zeigen, wie man ein demütiges Leben führt.

Bis heute ist die Heimat ihres Vaters ihr Rückzugs- und Kraftort. Ihr Urgroßvater väterlicherseits war Schamane am Baikalsee vom Stamme der Burjaten. Während der Stalinzeit wurde diese Ethnie verfolgt, die Familie nahezu ausgerottet: »Stalin hatte nur vor einem Volk Angst, vor den Burjaten. Von diesem Stamm komme ich.« Ganz selbstverständlich schlüpft sie für Rituale und zur Ahnenverehrung immer wieder in ihre burjatische Tracht und setzt die traditionelle Kopfbedeckung auf. »Die trage ich, damit auch meine Ahnen mitkommen und mir Kraft geben und mich beschützen.« Jeden Morgen ruft sie in Walzenhausen ihre geistigen Helfer an und bittet sie um Begleitung. Das ist es, was für sie Einssein mit allem bedeutet – Tradition leben und fortführen. In ihrem Deel aus himmelblauer Seide mit roten Besätzen und Gürtel kniet sie täglich vor ihrem Ahnenschrein nieder, auf dem Fotografien ihrer Großeltern und weiterer Vorfahren sowie buddhistische Figuren stehen. Ein ganzer Raum in Haus Grimmenstein ist diesen Zeremonien vorbehalten.

Alle paar Wochen geht sie in ihrer Tracht und mit ihrer Trommel hinaus in die Wälder am Säntis. Rhythmisch schlägt sie ihre achteckige Trommel und versetzt sich so in leichte Trance, wie sie es in der mongolischen Steppe von den Vorfahren gelernt hat: »Die Trommel bringt zusammen, Tote und Lebende. Sie hat eine Stimme wie mein Herzschlag und gibt eine versöhnende, wunderbare Energie.«

Wenn sie unter freiem Himmel trommelt – »die Trommel ist für den Schamanen wie ein Pferd, das ihn begleitet« – dann verbindet sie sich mit den Seelen ihrer Vorfahren. Da ist es gleich, ob sie in der Mongolei ist oder in Walzenhausen. Ehrerbietig und mit demütigen Gesten grüßt sie dann die Natur um sich, sie flüstert, faucht und grollt, man erlebt sie wild tanzend und wie losgelöst – in Trance. Da ist das Licht, der Wind, sind die Bäume, riecht es nach Erde, weitet sich ihre Seele, festigt sich ihre Verbundenheit mit den Ahnen. Und sie wird sich auch der Trennung bewusst: der Toten im Totenreich und der Lebenden im Leben. In dieser leichten Trance, wenn sie mithilfe des gleichtönenden Trommelns Kopf und Verstand verlässt, kommt sie von trennenden Vorurteilen los, lässt die Teilung von besser und schlechter, gut und böse, Mann und Frau, Gott und Teufel hinter sich. Da schöpfe sie neue Kraft – wie andere Frauen eben beim Wellness, Wandern oder Qigong. Und geht dann gestärkt zurück an ihre Arbeit im festen Glauben daran: »Es gibt nichts Größeres als auf Erden dem Leben zu dienen!«

Dabei hat Ordnung für Ojuna eine umfassende Bedeutung – in allem. Für sie ist es selbstverständlich, ihr Haus selbst zu putzen. Und das sieht und spürt man in Haus Grimmenstein gleich, wenn man eintritt. Hier ist alles sauber, übersichtlich und gepflegt. Einmal kam ein türkisches Ehepaar, als sie morgens noch die Treppe fegte. Der Mann fragte nach der Ärztin. Ojuna antwortete, die komme gleich. Als er dann später im Behandlungszimmer die vermeintliche Putzfrau vor sich sah, wurde er richtig sauer. Darüber muss Ojuna heute noch lachen.

Ob man hierzulande den russischen Superkleber 2000 kenne? Den hatte Ojunas Mutter immer zur Hand, und wann immer was kaputt ging, wurde das geklebt. Sofort. Auch so eine überlebensnotwendige Nomaden-Regel: Nichts Getrenntes darf liegenbleiben, sonst geht es verloren. Sobald etwas auseinanderfällt, wird es zusammengebunden, werden lose Teile miteinander verschnürt. Dieses Prinzip überträgt Ojuna auf ihre Arbeit in Haus Grimmenstein. »Ich hoffe, dass ich wie Superkleber 2000 sein kann, der Ärzte und Heiler zusammenbringt.« So wie es keinen Arzt gebe, der nie krank werde, gebe es auch keinen Heiler, der nie operiert werden müsse. Deshalb müsse das eins werden. Ojuna sagt: »In jedem Arzt ist immer auch ein Heiler. Und in jedem Heiler ist immer auch ein kleiner Arzt.«

Ob nun jemand zu ihr als Ärztin oder zu ihr als Heilerin kommt, ist gleich. Sie will allen ein Spiegel sein, durch den man erkennen kann: Was fehlt? Was muss wieder verbunden werden?

Für sie ist jeder Körper eine Verdichtung von Energie. Die Seele ist immer da und immer in Bewegung. Sie sagt: »Der Körper wird beseelt und die Seele wird buchstäblich ›begeistert‹, also von Geist beseelt.«

Krankheit per se ist für sie nichts Böses: »Ohne Krankheit gibt es keine Gesundheit. Gesundheit ist nicht das Höchste und Krankheit ist nicht das Schlimmste. Krankheit ist für mich immer eine Botschaft. Die Botschaft eines geliebten Menschen oder einer ausgeschlossenen Seele, die sagen will: In diesem System, in diesem Menschen, innen und außen, muss eine Heilung stattfinden.« Ojuna interessiert sich für den Menschen, nicht für die Krankheit. Man möge sich das als Bild wie folgt vorstellen, so sagt sie: Da ist die Krankheit, der gegenüber steht der Patient – und hinter dem Patienten – »nie neben ihm, sonst würde ich den Großeltern den Platz wegnehmen« – ist Ojuna. So begleite sie den Mensch, der selbst auf seine Krankheit zugehen müsse.

Vieles von dem, um was es dabei geht, nimmt Ojuna gleich beim ersten Händedruck auf. »Da weiß ich ungefähr, mit wem ich es zu tun habe.« Aus den Muskelbewegungen liest sie erste Informationen. Wenn der Betroffene dann auf

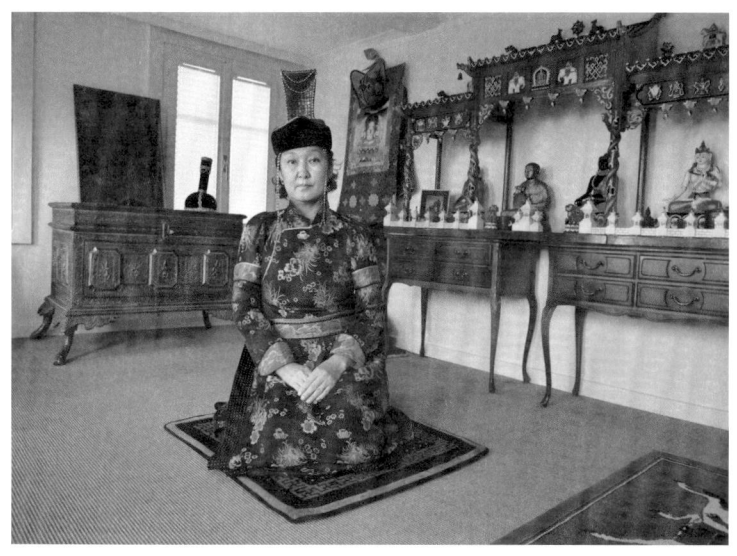

Augenhöhe direkt vor ihr im hohen Ohrensessel sitzt, beobachtet sie den Menschen ganz genau. Der direkte Blick in die Augen ist ihr wichtig. Durch die Pulsdiagnose geht sie auf die körperliche wie auch energetische Ebene. Parallel rechnet sie anhand der Daten aus, was dem Betroffenen in welchem Alter passiert ist und erfährt so, welche Schock- und Schreckzustände womöglich noch nachwirken. Im Gespräch versucht sie gezielt eine Atmosphäre zu schaffen, in der sich ihr Gegenüber erinnert, »sein Herz öffnet«. Das fordere von ihr enormes Fühlen, viel, viel Geduld und Demut. Gezielt und geradezu streng fragt sie jeden »Betroffenen«, weshalb er zu ihr kommt. Was sein Anliegen ist. Welche Krankheit ihn hergebracht hat. Da fliegen die Fragen und Antworten nur so hin und her. Ojuna will klare Informationen, keine langen Geschichten. Die Krankheit sagt ihr alles. Viele weinen in diesen Gesprächen hemmungslos. Auch stattliche Männer, die seit Jahren keine Träne mehr vergossen haben. Für Ojuna Altangerel ist das jedes Mal ein gutes Zeichen: »Weinen zeigt, dass die Seele arbeitet.«

Manches von dem, was Ojuna erzählt und praktiziert, lässt sich nur schwer übertragen in die Schweiz des Jahres 2016. Es wirkt, als bewahre sie mit ihren Ritualen einen inneren Kulturraum, der in der Zeit stehenbleibt.

Die Mongolei ist ganz nahe in Walzenhausen, wenn man Haus Grimmenstein betritt. Ihre Methode, hier so gut wie jeder Krankheit zu begegnen, nennt Ojuna Altangerel »Tan-Dom-Medizin«. Tan lässt sich mit Kräutermedizin übersetzen, Dom steht für Rituale, den psychologischen Teil. In der mongolischen Tradition gibt es den Doorombo, den für die Psychologie (Dom) zuständigen Heiler. Und es gibt den Maaranbo, den für die Heilkräuter zuständigen Arzt (Tan). Immer wieder kann sie mit Tan-Dom-Medizin magersüchtigen Mädchen helfen. Hier bezieht sie oft andere Familienmitglieder ein, weil sie festgestellt hat: »Diese Mädchen wollen oft das Schwere für den Vater tragen, wollen unbewusst sterben.« Sie erzählt von einem Mädchen, bei dem vor drei Jahren eine Magersucht begonnen hatte. Zu der Zeit, so sagte Ojuna dem Vater, ging es ihm schlecht. Ja, sagte der, zu der Zeit habe er eine Darmspiegelung gehabt, bei der Krebs an den Polypen entdeckt wurde. Dieser Krebs wurde sofort entfernt und alles war gut. Um sie nicht zu beunruhigen, wurde der Tochter nichts davon erzählt. Und sie wusste es doch, so Ojuna: »Kinder sehen manchmal viel mehr als jeder Hausarzt.« Und mit diesem Wissen hat sich die Tochter selbst in Gefahr gebracht. »Diese Magersucht … Am Anfang ist es schön, du nimmst ab, wirst hübsch –

und irgendwann verlierst du dich. Da ist sehr viel Schein, keine Materie, nichts Greifbares.« Ojuna machte mit dem Mädchen ein Ritual, damit sie sich nicht weiter verliere. Es flossen viele Tränen – bis die Ordnung wiederhergestellt war. Diese Magersucht, so Ojuna, sei die Folge einer Unordnung gewesen: Indem die Tochter unbewusst den Vater retten wollte, habe sie sich größer als den Vater gemacht. Jetzt ist das Mädchen wieder »ganz in der Ordnung« – und hat auch wieder zugenommen, wie Ojuna erfahren hat.

Wer zu Ojuna geht, der muss bereit sein, sich selbst ganz anders zu erleben. In Tränen aufgelöst, Dinge offenbarend, die man nicht mal seinem Partner gesagt hat. Der muss bereit sein, sich einer intensiven Prüfung zu stellen, die womöglich weit über die bisherige Selbstkenntnis hinausführt. Ojuna erlebt immer wieder, dass Patienten regelrecht zusammenbrechen. Und sich danach aber buchstäblich erleichtert und gestärkt fühlen. Ojuna erklärt das so: »Wenn manche Aussagen von mir in Resonanz kommen mit dem Menschen, dann löst sich was. Diese Lösung dient der Heilung.«

Für Ojuna bestätigt sich immer wieder: »Krankheit dient dem Leben. Hinter der Krankheit steht oft ein Liebender, der von der Sippe ausgeschlossen war. Zum Beispiel abgetriebene Kinder, die um unser Herz herumtanzen. Für diese Kinder brauche ich viel Energie, die Kraft der Natur, die Kraft Gottes.«

Menschen mit Tumorerkrankungen brauchen ihrer Ansicht nach ganz besonders Ordnung oder auch einen Großputz im Seelenhaushalt. Denn gerade bei Krebs, so Ojuna, gehe es oftmals um eine Seelenbotschaft von einem Angehörigen, der ausgeschlossen wurde: »Das können geliebte Menschen sein, die gestorben sind, aber auch gefürchtete Verwandte, die aus dem Kreis der Familie verbannt wurden, weil sie gemordet oder andere Verbrechen begangen haben. Oder eben auch vergessene und verdrängte Kinder.« Beim schamanischen Heilen nimmt sie diese Botschaften auf. Dann gelte es, herauszufinden, welches Puzzleteil fehlt. Wo eine Versöhnung aussteht. Ojuna sagt: »Heilung findet dann statt, wenn die Toten ihren Frieden finden.« Ähnlich wie bei Krebs verhält es sich nach Ansicht von Ojuna Altangerel bei Psychosen: »Hier ist das ganze System betroffen. Die ganze Familie ist krank. Irgendwo sind zwei Seelen nicht versöhnt.« Depressionen könne man in diesem Sinne als »Krebs der Seele« bezeichnen.

Grundsätzlich versteht sie jede Krankheit als eindringliche Aufforderung, sich zu versöhnen. Mit allen, die zum Seelensystem einer Familie dazugehören. Für Ojuna Altangerel ist der Mensch nur siebenteilig als Ganzes zu sehen: Mit dazu gehören immer auch die Eltern und die Großeltern beider Eltern. Und hinzu kommen noch jede Menge Onkel und Tanten. In der Trennung von Ich und Wir liegt ihrer Ansicht nach ein großes Problem der westlichen Zivilisation. Deshalb rufe sie immer wieder in Erinnerung: »Nur als Wir gemeinsam können wir existieren«.

Sie sucht nicht die körperliche Ursache der Krankheiten, sondern fokussiert sich ganz auf die Hintergründe. Ihr Rat lautet: »Nimm es an, wenn die Krankheit an deine Tür klopft. Sonst geht es weiter, überträgt sich auf die Kinder und die nächste Generation. Kämpfen bringt nichts. Jeder Kämpfer verliert.« Und was sie selbst betrifft, so meint sie: »Ein der Heilung Dienender muss eine hohe Erkenntnis in sich haben. Und Begeisterung.«

Diese Begeisterung, von der Ojuna Altangerel spricht, ist deutlich zu spüren, wenn sie handelt. Ihre Dinge ordnet.

Essen zubereitet. Wachsam ihr Gegenüber beobachtet. Keine Zeit vergeudet. Sich durch Rückfragen sofortige Klarheit verschafft. Und auch gleich wiedergibt, was sie aus ihrer Perspektive wahrnimmt, was oder wen sie hinter der Krankheit sieht.

Ojuna hat viel mit Scheidungskindern zu tun, und es werden immer mehr. Sie können oft nur nonverbal ausdrücken, was sie wirklich schmerzt. »Da muss man Augen, Ohren, Hände haben, um das zu spüren«, so Ojuna. Mit Erlaubnis der Eltern gehe sie in die Kinder hinein. In deren Herzen sei alles auseinandergebrochen. Und da klebe, versöhne, ja heile sie. In letzter Zeit waren auffallend viele Kinder mit Darmschleimhautentzündungen bei ihr. Diese Bauchgeschichten lassen sich Ojuna zufolge als »ein Seelenschrei aus Angst um die Mutter« interpretieren. Egal, aus welchen Gründen. Der Seelenschrei »Mama, geh bitte nicht!« könne vieles bedeuten: »Stirb nicht! Verlass den Vater nicht! Geh nicht in ein anderes Land!« Diese Angst um die Mutter nimmt Ojuna dann in ihr schamanisches Ritual auf.

Es ist diese besondere Sensibilität für Seelennöte, wegen der Menschen lange Wege zu ihr auf sich nehmen: »Die Kranken fühlen die Krankheit, aber kein Arzt findet sie. Diese Menschen sind bei mir gut aufgehoben, weil ich auf der anderen Dimension die Krankheit sehe, und fühle was dahintersteht.« Etwa bei alkoholkranken Männern: »Sie übernehmen oftmals für jemandem etwas, der sterben wollte.« Vielen Suchtkranken, so sagt sie, fehle der Vater. Ob man sie dafür hassen und ablehnen müsse, wie es viele Söhne von Alkoholikern tun? Solche Söhne fragt Ojuna Altangerel dann: »Bist du der bessere Mann?« Antwortet der Sohn: »Ja, ich bin der Bessere«, weist ihm Ojuna Altangerel deutlich die Tür: »Dann bleibt in diesem Raum nichts übrig für dich und du musst weitersuchen.« Sie selbst könne diese verstoßenen, süchtigen, ausgeschlossenen Väter versöhnend in ihr Herz aufnehmen, weil sie ihren eigenen Vater hinter sich wisse.

Und dann erzählt sie noch eine Geschichte, die ihr selbst sehr geholfen hat im Leben. Ihre Mutter hatte sich damals, als sie mit Ojuna schwanger war, zur Abtreibung entschieden – was in der damaligen Mongolei streng verboten war. Der Vater, der für die Regierung arbeitete, war auf Dienstreise und diese Abwesenheit wollte die Mutter nutzen. Doch der Vater kam zwei Tage früher zurück und ahnte, was sie vorhatte, als er hörte, sie sei im Krankenhaus. Er ließ sich umgehend dorthin fahren. Die Mutter hörte ihn schon von weitem schreien. Aus Leibeskräften brüllte er den Arzt an: »Wenn du über das Leben meiner Kinder entscheidest, entscheide ich über deine Arbeit und sorge dafür, dass du morgen keine mehr hast!« Und der Mutter drückte er ein Butterstreichmesser in die Hand: »Wenn du dieses Kind töten willst, dann töte auch deine fünf anderen!« Die Mutter wusste gar nicht, wie ihr geschah – was sollte sie mit dem stumpfen Messer? Und wie sie später, viel später, Ojuna, erzählte, dass diese ihrem Vater ihr Leben zu verdanken habe, da kam dieser leise zur Tür herein. Ojuna hat nie vergessen, wie er ganz sanft sagte: »Danke deiner Mutter. Sie war schwanger mit dir und sie hat dich geboren mit allen Schmerzen, nicht ich!« Da strahlt Ojuna und da spürt man eine tiefe Versöhnung.

Am Sternenhimmel über Haus Grimmenstein in den Schweizer Bergen, so sagt sie, sehe und fühle sie besonders die vielen verlorenen Kindern ganz nahe und hell. Und das sei es auch, was ihr die Gewissheit und das Gefühl gebe, ihr

Schicksal habe sie hierher geführt: »Das ist der Ort, an dem ich viel lernen muss und lehren kann.« Und so kann sie auch herzlich lachen, wenn sie sich an die Frau aus Aserbaidschan erinnert, die sich sehr gewundert habe: »Du kommst aus der Mongolei, wo es nur Muh und Kuh gibt – und jetzt bist du hier, wo es auch nur Muh und Kuh gibt. Warum?« Weil genau das, so sagt Ojuna, sie selbst sei – dem Land, den Tieren und der Natur verbunden.

Ihre Freude am Dienen drückt sie auch beim Putzen, Waschen und Kochen aus. Für sie ist es Gesetz: »Sechs Tage die Woche diene ich den Menschen, den siebten der Familie. Diese Zeit ist mir eine Meditation. Und Meditation in Bewegung ist das Beste. Das ist meine Zen-Technik, mit der ich mich in meine Mitte hole und auf der Erde demütig bleiben kann.« Das gesparte Geld gibt Ojuna lieber an mongolische Hilfsprojekte weiter als für eine Putzfrau aus. Ojuna Altangerel und ihrem Mann Michael Wodnar liegt viel daran, dass Kinder in der Mongolei ihre Chance bekommen und deshalb übernehmen sie dort Patenschaften.

Tag für Tag kommen Einheimische und Weitgereiste zu ihr. Mütter mit Kindern aus dem Umland, die seit Jahren zu ihr als Hausärztin kommen. Afrikaner, die für ihre ganze Großfamilie die Reise zu Ojuna Altangerel antreten. Frauen und Männer aus Bern, der französischen Schweiz, aus Berlin und Hamburg, wie aus Griechenland. »Der Mensch muss selbst seinen Weg gehen. Und erstmal zu mir finden.« Zunächst nimmt jeder im Wartezimmer Platz, auch, um für sich herauszufinden, ob er sich hier geborgen fühlt und sich auf Ojuna und ihre besondere Gabe einlassen will.

Auf ihren vielen Reisen ist Ojuna immer wieder fasziniert von den Stewardessen im Flugzeug. In dieser Rolle, als Stewardess, sieht sie auch sich. Die Heilung selbst liege in jedem Einzelnen, im Betroffenen selbst. Er müsse sich selbst auf die Reise zur Versöhnung machen. Sie könne da nur Handreichungen geben, mit professioneller Distanz in aller Freundlichkeit das Reisen so angenehm wie möglich gestalten. Genau wie die aufmerksamen Servicekräfte über den Wolken wolle sie in aller Zurückhaltung als Heilerin wirken: »Heilung kann nur begleitet werden.«

Sie selbst bittet nicht nur jeden Morgen um den Schutz der Ahnen, sondern auch um die Führung durch Helfer wie Paracelsus und Edward Bach. Beide verehrt sie sehr. Sehr ernst nimmt sie Bachs Grundsatz: »Du musst selbst heil sein, dann kannst du Heilung hervorrufen.« Vor Begeisterung gehe ihr regelrecht das Herz auf, wenn sie bei dem englischen Arzt Bach nachlese, sinngemäß: »Nimmt der Therapeut, Heiler oder Arzt eine Krankheit zu schnell weg, dann hat der Mensch vielleicht gar nichts gelernt. Und wenn der Mensch in der ungeordneten Art und Weise weitermacht, mit der er gekommen ist, dann kehrt die Krankheit in anderer oder auch schlimmerer Form wieder. Nicht die Ursache müssen wir beseitigen, sondern schauen, was oder wer hinter der Krankheit steht.« Sie wird nicht müde zu wiederholen: »Versöhnen heilt. Wenn wir Vater und Mutter anerkennen, dann kommt durch wahre Liebe auch wahre Heilung zustande.«

Auch im medizinischen Kontext ist es ihr großer Wunsch, Gräben zu überbrücken zwischen akademischer Ärzteschaft und geistigen Heilern. Sie plädiert für ein ergänzendes Miteinander. So, wie man auch das Leben und den Tod nicht voneinander trennen kann. Für sie gilt: Das Leben lieben und vor dem Tod Ehrfurcht haben.

Ojuna glaubt an Gott, aber nicht an Religion. Sie betet nicht, sie bittet. Sie fühlt sich gesegnet mit einer besonderen Liebe des schöpferischen Geistes. Und sie ist sich sicher, dass jeder drei Juwelen in sich trägt – Mama, Papa, Heimat. So, wie es nur drei Wahrheiten gibt: Du wirst geboren. Du wirst sterben. Das Leben ist fortwährend bewegt. Und das ist auch schon alles.

Wie es weitergeht, mit ihr, ihrem traditionellen Wissen und ihrer jahrzehntelangen Erfahrung als Mittlerin zwischen den Welten? Ojuna Altangerel schaut sehr ernst und lässt dann doch ihr seltenes Lächeln aufblitzen: »Dieses Wissen gehört mir nicht. Ich möchte Wissen weitergeben. Ich habe auf dieser Erde meinen Platz und mein Glück gefunden, meinen Dienst-Platz. Hier sitze ich, ganz einfach, fege selbst vor der Tür, als einfacher Mensch. Und versuche, mir selbst treu zu bleiben und den Menschen, die hierher kommen, eine treue Lebensweg-Begleiterin zu sein.«

» Nicht jeder kann zum Heiler.
Für manche passt das einfach nicht
ins Weltbild. Das ist auch okay.
Für die gibt es ja die Medizin.

Stephan Dalley
Ludwigsburg

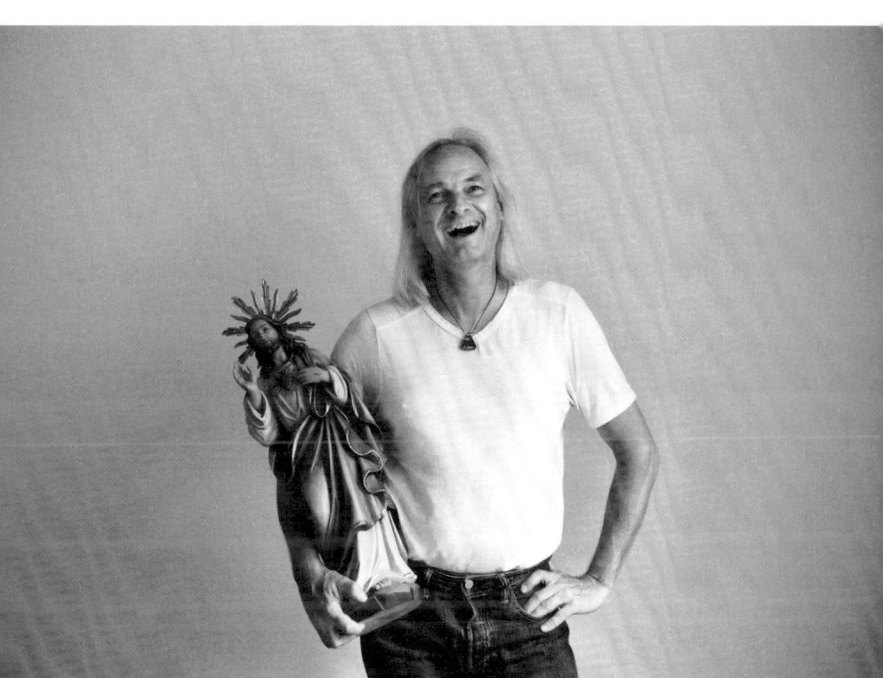

Mit 27 Jahren ist Stephan Dalley vom Himmel gefallen mit dem Gleitschirm. Sein Knie war zertrümmert und auch nach zwei Operationen sah es nicht so aus, als könne der Student des Bauingenieurwesens in absehbarer Zeit wieder das machen, was er am liebsten tat: sich draußen frei bewegen. Er stellte sich auf eine langwierige Rekonvaleszenz ein. Doch just als er seine Krankmeldung abgab, ging alles ganz schnell. Da begegnete er dem ersten Heiler in seinem Leben – und auch »dem ersten spirituellen Menschen, der mich verstanden hat«.

Aus Stephan Dalley, Jahrgang 1965, ist dann kein Bauingenieur, sondern selbst ein hauptberuflicher Heiler geworden. So steht es auf seiner Visitenkarte und dazu gibt es auch eine Praxisadresse nicht weit vom Ludwigsburger Bahnhof entfernt. Hier ist er vier Tage die Woche von 9 bis 17 Uhr mit den Krankheits- und Lebensgeschichten seiner Patienten beschäftigt. Die Haare trägt er lang, zur Jeans ein T-Shirt, und wenn er lacht – was er sehr oft tut – dann tut er das laut und herzhaft.

Stephan Dalley schwätzt schwäbisch und wenn er so erzählt, dann ist alles ganz unkompliziert. Christus ist schon immer sein Freund gewesen und inzwischen vertraut er genauso auf Buddha und fernöstliche Philosophien. In seiner Freizeit geht er am liebsten Klettern in den Felsengärten am Neckar, und vergangenen Sommer ist er zu Fuß bis nach

Venedig gewandert. Auch in seiner Praxis hat er es immer wieder mit Sportlern zu tun. Insbesondere bei Profifußballern hat es sich herumgesprochen, dass es hier Heilung und Stärkung geben könnte – auch mental. Und wenn nötig auch per Fernheilung via Smartphone.

Zu ihm kann montags jeder in die offene Sprechstunde kommen, Einzeltermine gibt es nach telefonischer Vereinbarung. Das Interesse ist groß und das gilt genauso für seine Vorträge übers Jenseits, seine monatlichen Gruppenheilungen in der Besigheimer Stadthalle und die zweitägigen Chakra-Seminare in Bietigheim-Bissingen.

Stephan Dalley kann mit Menschen und hat ihnen auch was zu erzählen. Ihm geht es nicht nur ums Heilen. Er bringt es auf die Formel: »Ich heile, damit die Menschen mir zuhören. Mein Auftrag ist es eigentlich, die Menschen aufzuwecken. Du bist nicht nur Körper, du bist göttlich-geistiges Wesen.« Die unbekannten Größen in dieser Formel versucht er anhand seiner persönlichen Geschichte näher zu definieren. Und die beginnt in Bad Cannstatt bei Stuttgart. Dort ist Stephan Dalley 1965 als der mittlere von drei Brüdern zur Welt gekommen. Der Vater arbeitete als Maler, die Mutter war erst daheim, später bei der Sparkasse. Als Stephan Dalley vier Jahre alt war, verunglückte sein Vater bei einem Verkehrsunfall. Und doch war der Vater für ihn mit dem Tod nicht völlig verschwunden. Stephan Dalley sagt, er habe ihn immer noch gesehen, »so richtig wahrgenommen in Gestaltform«. Er erzählt: »Ich konnte auch mit ihm reden. Für mich war das ganz normal. Aber für die anderen halt net.« Und eben deshalb, weil das für alle anderen so »unnormal« war, habe er dann auch keinem mehr davon erzählt. Mit sieben Jahren – »da wird der Verstand stark« – sei das verschwunden.

Schon immer eng verbunden fühlte sich Stephan Dalley mit Jesus Christus. Und das von klein auf, obwohl in der Familie Religiosität nicht gelebt wurde. Seine ganze Kindheit über habe er eigentlich hauptsächlich mit Christus gesprochen – seinem besten Freund. In der Schule sei er keine sonderliche Leuchte, wohl aber ein Sonderling gewesen. Am liebsten war er draußen unterwegs, im Wald, bei Ski- und Klettertouren in den Bergen. Dort, in der Natur fühlte er eine besonders starke Verbindung zur »Geistigen Welt«, wie er es nennt. Von dieser »Geistigen Welt« habe er mit 16 Jahren die Aufforderung erhalten, er solle Menschen heilen. Damals habe er das abgelehnt und der »Geistigen Welt« gesagt: »Das mach ich net, lasst mich, ich will mei Ruh'.« Zumal er immer wieder erlebte, wie viel Skepsis und Ablehnung ihm begegnete, wenn er mit anderen über dergleichen sprach. Der Pfarrer etwa habe ihm unmissverständlich zu verstehen gegeben, er solle die Toten ruhen lassen und hätte ja nicht alle Tassen im Schrank, wenn er glaube, er könne mit seinem verstorbenen Vater reden. Stephan Dalley hat dann selbst die Bibel in die Hand genommen und für sich alleine darin gelesen: »Ich wollte keinen, der mir interpretiert, was ich zu denken hab'. Ich hatte ja selbst den Draht ›nach oben‹ und konnte dort direkt fragen.«

Jesus ist für ihn bis heute ein Gesprächspartner, der sich ihm jederzeit zeige. Dafür brauche es weder eine Kirche noch ein Heiligenbild. »Ich mache die Augen zu und habe das Bild. Er zeigt sich, wie er will – nicht, wie ich will. Das ist nichts Statisches.« Und, so fügt Stephan Dalley an und lacht dann schallend: »Ich hab Jesus Christus nie leidend erlebt. Mit dem hat man so viel Spaß, der hat so viel Humor und sagt immer: ›Lass das Leiden! Das hab ich einen Tag lang gemacht und bin dann doch nicht gestorben am Kreuz.‹«

Stephan Dalley hat Zimmermann gelernt, eine Kaufmannslehre gemacht und schließlich ein Studium des Bauingenieurwesens angefangen. Dann kam der Gleitschirm-Absturz. Das Krankenhaus. Seine Heilung, völlig unverhofft. Ohne dass er sich auf die Suche danach gemacht hätte. Sein Trümmerbruch im Knie war bereits zweimal operiert. Der Professor im Krankenhaus hatte zum künstlichen Kniegelenk geraten, doch das wollte Stephan Dalley nicht. Er arbeitete damals neben seinem Studium als Bademeister in Bietigheim-Bissingen. Als er sich bei seinem Chef krankmeldete, da fragte der, wie lange er an dieser Verletzung herumlaborieren wolle. So lange, bis es wieder geht, hatte Stephan geantwortet. Der Bäderleiter hatte eine andere Idee. Er ging mit ihm in ein Hinterzimmer des Schwimmbades. Dort hatte er sein Universalpendel. Er legte Stephan die Hände auf den Kopf und betete. Zweimal die Woche trafen sie sich fortan hier. Schon nach zwei Wochen spürte Stephan, dass er sein Knie wieder bewegen konnte. Weitere sechs Wochen später war er schon wieder zum Klettern in Spanien. Und hätte dann ganz gerne noch ein bisschen mehr von dem Bäderleiter darüber erfahren, was der da eigentlich mit den Händen gemacht und gebetet habe. Doch der ließ ihn abblitzen: »Dir erkläre ich nichts. Du hast selbst Verbindungen und kannst das selbst klarmachen.« Und Stephan verstand: Das, was er hier erlebt hatte, war das, was ihm die »Geistige Welt« schon Jahre zuvor angetragen hatte. Und jetzt, elf Jahre später, war er bereit dafür. Jetzt konnte es losgehen.

In den darauffolgenden Nächten, wenn er völlig zur Ruhe kam, ging es tatsächlich los. Da war wieder sein Vater, sprach mit ihm und hatte Besonderes mit ihm vor. Stefan erzählt, als sei das so üblich wie gemeinsames Angeln: »Mein Vater hat mich in die Stufen des Sterbens eingeführt.« Alle Stufen wollte Stephan Dalley dann allerdings doch nicht gehen: »Für mich war da Ende, wo ich aus meinem Körper hätte herausgehen sollen. Da habe ich abgebrochen und bin dann eingeschlafen.« Doch dann, Tage später, habe er im Schlaf das Empfinden gehabt, alles in seinem Körper werde hell und leuchte. Er öffnete die Augen und sah das ganze Zimmer in gleißendes Licht getaucht. Dieses Licht, so beschreibt er es, sei die absolute Liebe gewesen, »unconditional love«. Genau so, wie andere ein Nahtoderlebnis schildern: Die pure Glückseligkeit rundum. Stephan Dalley sagt: »Das ist vielfach intensiver und liebevoller als alles, was du von hier kennst.« Seither, so sagt Stephan Dalley, sei er innerlich ganz ruhig. Bei sich. Und damit eben auch der Heiler geworden, als der er seit Jahren in Vollzeit arbeitet.

Seine erste Klientin war die italienische Putzfrau im Schwimmbad, der er die Hände auf den schmerzenden Ellenbogen legte und dazu betete. Für sie war das so heilsam und überzeugend, dass sie gleich ihre ganze Verwandtschaft zu ihm brachte. Schnell sprach sich herum, dass der Bademeister in Bietigheim-Bissingen eine ganz besondere Gabe hat. Dass dieser sportliche Typ mit der offenen Art nicht nur am Beckenrand klare Ansagen macht und aufpasst, dass keiner untergeht. Sondern dass der mit seinen Händen und einem Gebet mal eben nebenbei auch körperliche Geschichten wieder einrenkt. Und überhaupt ein Kuriosum ist, das man schwer erklären, sondern einfach selbst erleben muss.

So gingen drei Jahre ins Land, in denen Stephan Dalley einfach mal machte, was er als Auftrag der »Geistigen Welt« verstanden hatte. Rückblickend meint er: »In der Anfangszeit schiebt einem die ›Geistige Welt‹ wohl Bonusbehandlungen zu, da hat alles geklappt.« In dieser Zeit habe er sich innerlich aufgeräumt. Und immer noch zog es ihn bei jeder Gelegenheit hinaus, in die Natur, unter freien Himmel. Irgendwann stand er bei solch einer Tour vor einer Tausendjährigen Eiche, lehnte sich an den dicken Baumstamm, und da war ihm, als bekomme er sein Reifezeugnis. »Da hat mir die ›Geistige Welt‹ gesagt: ›Jetzt kannst du das leben. Jetzt bist du ein starker Baum.‹« Eben nicht mehr das zarte Pflänzchen, das er mit 16 Jahren gewesen sei.

Stark wie ein ausgewachsener Baum musste er seither immer wieder sein: »Ich stand oft im Sturm«. Die Scheidung von der Mutter seiner Tochter erschütterte ihn stark. Jetzt, so sagt er, ficht ihn nichts mehr an. Skepsis und Misstrauen gegenüber dem, was er als etablierter Heiler tut und sagt, lasse er einfach so stehen. Für ihn gelten die Worte Jesu: »Der hat nicht gesagt: Krieche zu Kreuze, du räudiger Sünder, du blickst es doch auf keinem Auge! Er hat gesagt: Werdet vollkommen wie ich und ihr werdet Dinge tun wie ich und noch größere.« Und das, so sagt Stephan Dalley, wird für viele Menschen wieder offensichtlich werden. Er glaubt fest an die Rückkehr Jesu.

Die universelle Botschaft ist für Stephan Dalley klar: Komm heraus aus der Opferrolle! Sei Herr deiner Gedanken! Damit bezieht er sich nicht nur auf Jesus. In seiner Praxis steht der auch, als Statue, wie man sie in Kapellen und auf dem Flohmarkt findet. Gleich daneben hängt ein indianischer Traumfänger, und Buddha gehört genauso zu seiner Sammlung, die anmutet wie ein Best-of religiöser Requisiten. In seiner Weltanschauung hat das alles seinen Platz, da kommen alle und alles zusammen, die dem »Prinzip der Liebe« folgen.

Stephan Dalley ist viel gereist, war auf der ganzen Welt unterwegs. Er hat an vielen Orten geheilt und ist mit Basler Missionsfrauen bis in ein chinesisches Hochsicherheitsgefängnis vorgedrungen. So heimisch wie nirgendwo sonst fühlt er sich im Zusammensein mit tibetischen Mönchen. Das liegt seiner Ansicht nach daran, dass er selbst in einem früheren Leben tibetischer Mönch gewesen sei. Auch Schamane, so habe er bei einer seiner 16 Rückführungen in vorherige Leben erfahren, sei er schon gewesen. Das Schamanen-Wissen trage er noch immer in sich. Und mit dem führe er auch in seinem jetzigen Leben Verstorbene »nach Hause, wenn die hier durchs Haus geistern«. Allerdings: Exorzist sei er nicht. Stephan Dalley sagt: »Ich treibe keine Geister aus, sondern zeige ihnen ganz in Liebe, wo sie hingehören.«

»Ganz in Liebe«, das ist für ihn bei allem der zentrale Fixpunkt. Unter den Vorzeichen habe er früher viele Rückführungen mit Klienten gemacht. Dazu fehle jetzt die Zeit. Jeden Montag ist die Praxis übervoll, für Einzeltermine gibt es mehrmonatige Wartezeiten. Die Räumlichkeiten im EG des unscheinbaren Hauses mit Büroatmosphäre teilt sich Stephan Dalley mit einer Masseurin und seinem Heiler-Kollegen Mesut Sagdic. Montags ist offene Sprechstunde von 14 bis 18 Uhr. Dann trägt er die Liege aus dem Behandlungszimmer und stellt stattdessen sechs Sessel zum Sitzkreis hinein. Es ist jeden Montag dasselbe: Das Wartezimmer füllt sich, Stephan Dalley bittet die ersten sechs Menschen herein, fragt der Reihe nach die Beschwerden ab und arbeitet sich zügig durch die Runde: »Montags geht's immer um Heilung – und zwar zackig.«

Das läuft dann so ab: »Die meisten erzählen mir kurz ihre Krankheitsgeschichte und nach zwei, drei Fragen sehe ich, was in der Seele los ist. Dann bitte ich, dass die Seele wieder ins Gleichgewicht kommt, Traumata verschwinden und die Energie wieder fließen kann.« In jeder Runde kommen ganz verschiedene Geschichten zur Sprache. Da ist ein zwölfjähriges Mädchen, das nachts ins Bett macht. Eine Studentin, die unter Haarausfall leidet, seit ihr Freund sie verlassen hat. Ein Mann mit Prostatabeschwerden und eine Frau, deren Schultern schmerzen. Ihr streicht Stephan mit seinen Händen in etwa fünf Zentimetern Abstand über die Schulter, befragt sie zu ihrem zwiespältigen Verhältnis zu den Schmerzmitteln, die sie wegen der ausgekugelten Schulter eingenommen hatte. Nur Minuten, nachdem Stephan Dalley über die Schulter gestrichen hatte, spürte die Frau keine Schmerzen mehr.

Früher hat sich Stephan Dalley bis zu einer Stunde Zeit für die einzelne Geschichte genommen. Heute reichen ihm wenige Minuten. Da hat er dann schon in den Heiler-Modus umgeschaltet, wie er es nennt. Das bedeute: »Wenn ich die Augen schließe, kann ich in den Körper schauen und auch das Energiefeld sehen. Wenn ich die Hand auflege und bete, kann ich sehen, wie plötzlich Licht beispielsweise in die Leber strömt.« Am Anfang sei ihm noch nicht so ganz klar gewesen, wie lange so eine Handauflegung zu dauern hat. »Da habe ich immer noch ›von oben‹ das Signal gebraucht: ›Fertig‹.« Mittlerweile fühle er selbst, was im Körper los sei. Ein Beispiel: »Wenn Entzündungen im Körper sind, dann spüre ich die Schmerzen in der Hand. Die verschwinden bei mir, wenn sie beim Patienten verschwinden.« Das, was er macht, ist für ihn an sich nichts Spezielles. »Die Energie gebe nicht ich. Das machen ›die oben‹. Weil ich die liebe und die mich, deshalb machen sie es für mich.« Er fühle mit der Hand die Störstellen im Körper. Manchmal sei es so, als schlafe ein Organ nur, wie in Schockstarre. Als laufe es nur auf halber Energie. Und wenn er dann bete, dass sich der Schock löse, sei es, als wache es wieder auf.

Ein solcher Fall ist für ihn Frau B., 70 Jahre alt, Großmutter und jetzt zum wiederholten Male bei ihm, wie so viele Krebspatienten. Frau B. hatte einen Tumor am Ischiasnerv und war deshalb in Chemotherapie. Zeitgleich wandte sie sich an Stephan Dalley. Und der fand heraus, dass ihr ein Jahr zuvor bei einem Autounfall ein Laster ins Auto gefahren war und sie ein Trauma erlitten hatte. Dieses Schockerlebnis, so meint er, habe den Tumor ausgelöst. Selbst miterlebt habe er: »Diesen Schockzustand haben wir aufgelöst und dann kam die große Überraschung: Der Tumor war ganz schnell weg.« Seit den Bestrahlungen in der Klinik hat Frau B. noch ein Augenleiden, wegen dem sie auch schon im Krankenhaus war. Für Stephan Dalley liegt es auf der Hand: »Jetzt geht es darum, das Immunsystem wieder aufzubauen, damit die Schmerzen komplett verschwinden.« Und dazu gehöre für ihn auch: »Man muss vielleicht ein bisschen anders in die Welt gucken. Mehr auf das Gefühl hören, was einem gut tut.« Zur Behandlung legt sich Frau B. auf die Liege. Stephan Dalley streicht mit seinen Händen über ihren Körper und macht vor allem am Auge kreisende Bewegungen. Er selbst blinzelt mit den Augen – so könne er das Energiefeld besser sehen. Ja, jetzt laufe es besser. Die Energie sei da. »Jetzt müssen wir nur noch klarmachen, dass die auch den Nervenbahnen zugute kommt.«

Am Anfang seiner Heiler-Zeit, so erzählt es Stephan Dalley, habe er durchweg offen agiert im Sinne von: permanente Wahrnehmung der Energiefelder von jedem, der zu ihm kommt. Teilweise sei ihm das sehr auf den Magen geschlagen, wenn da jemand plötzlich hereinkam und sich ihm mit ganzer Wucht in der Aura zeigte, was alles im Argen liegt. Nein, sagt Stephan Dalley, er wolle nicht immer alles wissen – und habe sich deshalb auf das An- und Ausschalten seiner Heiler-Funktion verlegt.

Stephan Dalley arbeitet auf Spendenbasis. So bleibt es jedem selbst überlassen, wie viel er gibt. Der eine gibt mehr, der andere weniger, und unterm Strich, so Stephan Dalley, kann er davon gerade so leben. Und keiner muss sich aus finanziellen Gründen von seiner Heilung ausgeschlossen fühlen. Folglich kommen montags zur Gruppensitzung Hartz-IV-Empfänger und Rentner, die knapp bei Kasse sind. Oder Menschen, die sich erst mal anschauen wollen, auf was sie sich bei ihm mit einer Einzelsitzung einlassen würden. Und solche, bei denen es ganz schnell gehen muss. Da sieht man dann auch bekanntere Gesichter wie das eines großen Immobilienmaklers, der aber nie öffentlich bekennen würde, dass er sich auf einen Heiler wie Stephan Dalley einlässt.

Ein besonderes Klientel sind die verletzten Fußballer, die sich die Ludwigsburger Adresse weitergeben. Dalleys ehemaliger Klient und jetziger Heiler-Kollege Mesut Sagdic hat in der Zweiten Bundesliga gespielt und kam über eine Knieverletzung zu Stephan Dalley. Mittlerweile kooperieren die beiden und Mesut Sagdic wirbt offensiv auf seiner Website damit, als Heiler und Mentaltrainer angeschlagene Profisportler »über den Platz hinaus« und »kerngesund« zum Erfolg zu führen. In schwierigen Fällen bezieht er Stephan Dalley mit ein. Für die Fußballer ist der Körper ihr wichtigstes Kapital. Sie wissen aber auch, wie wichtig mentale Gesundheit ist. Dass Fitness mit dem Kopf zu tun hat, Tore im Kopf geschossen werden. Und sie hoffen, dass Heiler wie Mesut Sagdic oder Stephan Dalley noch anders helfen und stabilisieren können als der Mannschaftsarzt.

Die Methode von Stephan Dalley braucht nur die Hände und seinen Geist, keinerlei Kräuter oder andere Mittel. Er selbst nennt das »intuitives Geist-Heilen«. Wobei ihm klar ist: »Nicht jeder kann zum Heiler. Für manche passt das einfach nicht ins Weltbild. Das ist auch okay. Für die gibt es ja die Medizin.« Oder anders formuliert: »Wenn du Vertrauen in die Schulmedizin hast – geh hin. Das funktioniert!«

Wie das, was er mache, funktioniere, könne er nicht jedem haarklein erzählen. Allein schon aus Zeitgründen. Für alle, die es interessiert, hat er deshalb seine »Chakra-Filmchen« im Internet bei YouTube hochgeladen – und bietet Seminare an. Da spricht er dann stundenlang, geht auf Fragen ein, erklärt seine Sicht des Dies- und Jenseits. Als Predigt will er das nicht verstanden wissen – »ich habe keinen missionarischen Drang«. Er habe wohl überlegt, seine Gabe in die Kirche einzubringen: »Aber die wollten nicht.« Vielleicht, so überlegt er laut, wäre er bei der Katholischen Kirche auf mehr Interesse gestoßen. Denn die Evangelischen, an die er sich gewandt hatte, hätten »einfach keinen Hang zum Mystischen«.

Stephan Dalley sagt, er heile nicht nur um des Heilens willen. Er heilt, damit es hinterfragt wird. Was macht der da? Zu wem betet der? Was oder wem glaube ich selbst? Das sind für ihn die Fragen, die einen näher zu sich selbst bringen. Und darum gehe es doch bei allem: »Wenn ich weiß, wer ich bin, ist alles gut.« Das ist für ihn die wichtigste Erkenntnis. Ihm geht es nicht um die Krankheit, sondern den Menschen. Dem will er Anstöße geben. Und damit gehe einher: »Jeder,

der aufwacht, will, dass es allen gut geht. Der macht auch nur noch sinnvolle Sachen. Und dann geht es allen gut.«

Das Heilen helfe sehr, die Menschen zu öffnen. Schließlich erleben sie körperlich, dass mehr möglich ist als das, was sie sich vorstellen konnten. Gerade wieder habe er erlebt, so erzählt Stephan Dalley, wie ein Patient nach sechs Monaten komplett vom Krebs befreit war. Bei Krebs, so sagt er, könne er die Hälfte der Patienten heilen, die andere Hälfte stirbt. Doch was ist schon der Tod? Für Stephan Dalley, und da wird er vehement, ist der Tod kein Problem. Den Tod gibt es nicht. Der Tod ist eine Illusion. Für ihn ist klar: »Du bewohnst den Körper, bist aber nicht der Körper. Jeder ist ein göttlich-geistiges Wesen und identisch mit dem Ursprung. Jeder ist Schöpfergott und erschafft durch seine Gedanken Realität.« Und auf dieser Basis, so Stephan Dalley, können wir den Himmel auf Erden erschaffen, »wenn wir volle Verantwortung für unser Tun übernehmen – im Prinzip der Liebe«. Was dagegen spricht, das ist für Stephan Dalley hauptsächlich: »Wir sind zu Egomanen erzogen. Jeder muss um seine Kohle, sein Häusle, seine Altersvorsorge kämpfen. Normalerweise gibt es nichts zu kämpfen, wenn wir alle friedlich leben und uns nicht so aufstacheln lassen würden.« Und wenn wir alle wirklich Frieden wollten, so stellt er die Gegenfrage: »Warum schaffen wir dann nicht einfach alle Waffen und Munition ab?« Doch da werde es politisch. Und Politik ist ihm so was Schmutziges, da will er definitiv Abstand halten. Da hält er sich entschieden fern und raus.

Für das Leiden in der Welt gibt es seiner Ansicht nach unabdingbare Gründe. Er erklärt das so: »Gott ist Einheit. Hier unten auf der Erde haben wir in allem eine Dualität – also Plus und Minus, Licht und Schatten. Die göttliche Einheit ist die universelle, bedingungslose Liebe. Wir ›hier unten‹ leben aber nach dem Prinzip der Leistungsliebe.« Das gelte es zu überwinden und dabei zu erkennen: »Das ewige Selbst kennt keine Dualität. Du als reiner Geist kannst nicht leiden.«

Ganz bei sich bleiben. Das ist es, was er vermitteln will. Akzeptieren, »dass der Film eh läuft«. Krieg, Katastrophen, Aufruhr – das alles passiere, sei aber nicht wirklich Grund zur Sorge, »denn das bist ja nicht du!« In seiner Anfangszeit als Heiler, als er sich immer mehr auf die »Geistige Welt« eingelassen habe, da hatte er Visionen. Sah Kriegsszenarien, brennende Wolkenkratzer – und das habe er auch alles aufgeschrieben. Permanent seien diese Visionen wie durch ihn hindurch gegangen, eine Woche lang. Nach zwei, drei Tagen sei das so unerträglich geworden, dass er sich mit Bier und Schnaps in der Kneipe selbst »außer Gefecht« setzte. Doch anderntags, wieder nüchtern, gingen die Visionen weiter. Bis eine Woche um war. Und diese Visionen, die hätten sich im Laufe der Jahre allesamt bewahrheitet. Bis auf die letzten, noch ausstehenden. Für Stephan Dalley sind das alles Fakten, Gegebenheiten, mit denen es umzugehen gelte, ohne sich davon bestimmen und bezwingen zu lassen. Immer gehe es nur darum, wie man selbst darauf reagiert: »Nur das kannst du beeinflussen.« Im Persönlichen bedeutet das für ihn: Auch er wird seine Tochter nicht vor Unheil bewahren können. Aber er kann ihr eine gelassene Einstellung vorleben. Seine Haltung sei: »Wenn du darauf vertraust, dass jeder das Leben lebt, das er sich ausgesucht hat, dann kannst du entspannen.« Sein. Nicht denken. Der Kopf sei nicht wichtig – »Gewissheiten gibt nur das Herz«.

Ob Stephan Dalley an Wahrsager glaubt? Er sagt ganz entschieden: Nein! Nicht, solange sie die Vergangenheit nicht erkennen können und damit Belege liefern, dass sie wirklich etwas sehen und wissen. Immer wieder habe er Menschen in der Praxis sitzen, denen ein Wahrsager beispielsweise von einer Operation abgeraten habe. »Ich hasse diese Wahrsager! Wer mir sowas erzählt, dem sage ich ganz klar: Vergiss es! Du gehst zur OP, wie es der Arzt gesagt hat! Und dann kommst du wieder hierher und wir machen weiter.« An der Stelle regt er sich richtig auf: »Ich muss ständig diese Dumpfbacken neutralisieren!«

Er selbst mache keine Heilversprechen. Er sagt, er stoße die Selbstheilungskräfte und Gedanken an, die helfen. Mehr nicht. Freue sich, wenn jemand ›aufwache‹. Für ihn gelte: Das Prinzip der Liebe in jeder Hinsicht zu leben, angefangen bei der Ernährung bis hin zu der Art und Weise, wie man sein Geld verdient. Und eben auch, wie man mit sich selbst und seiner Krankheit umgeht. Als Heiler ist Stephan Dalley der Überzeugung: »Es gibt keine Krankheiten, die man nicht heilen kann. Es gibt nur Menschen, die man nicht heilen kann.« Und wie er da wieder lacht, ist es, als wolle er damit beweisen: Es geht doch: Lieben – nicht leiden!

Nachwort
von Matthias Badura, Kulturwissenschaftler

Warum wenden sich rational denkende Menschen Heilern zu, deren Methoden aus wissenschaftlicher Sicht abseitig, wenn nicht gar abstrus anmuten? Natürlich geht es den Hilfesuchenden zuallererst darum, eine Krankheit zu lindern. Doch greift das Prinzip Hoffnung zu kurz, um das Phänomen erklären zu können. Die verstärkte Inanspruchnahme von Heilern und der Boom der Alternativen Medizin ist, wie jede kulturelle Erscheinung, multipel begründet. Sie ist einerseits historisch verwurzelt, andererseits zeittypisch verhaftet, sie ist vielschichtig und an ihren Rändern mit anderen Erscheinungen verknüpft. Es geht um Gesundheitsversorgung und das Medikalverhalten breiter Bevölkerungsschichten, in dem sich teils berechtigte, teils unberechtigte Kritik an der Schulmedizin ausdrückt; es geht um Denkweisen, in denen sich entweder handfeste Zivilisationsängste spiegeln oder in denen zumindest ein diffuses Unbehagen an der Zivilisation mitschwingt. Im Feld der Heilung begegnen sich reale Erfolge, geglaubte Wahrheiten, die Sehnsucht nach Wundern, Sinnsuche, echte Tröstung und Betrug. Es spielen Kommerz und Trends eine Rolle, es verbergen sich darin ganz profane Modeerscheinungen und es geht nicht zuletzt immer wieder ums Rechthaben, um Deutungshoheiten.[1]

Somit geht es um eine Fülle von Aspekten, von denen jeder wieder eine Fülle von Widersprüchen in sich trägt, und über die sich endlos streiten ließe. Etwa: Ist die Gebetsheilung eine Außenseitermethode, vergleichbar mit der Akupunktur, die vor kurzer Zeit in Europa ebenfalls noch misstrauisch beäugt wurde? Was ist überhaupt eine Außenseitermethode? Oder hat man es beim spirituellen Heilen mit »Aberglaube« zu tun? Was aber ist »Aberglaube«? Sicherlich das, was eine jeweils herrschende Lehre nicht anerkennt und verdammt. Da wir aber in einer freien Gesellschaft leben, muss es erlaubt sein, das jeweils Andere zu denken und Autoritäten anzuzweifeln. Es wäre sonst kein Fortschritt möglich. Darf man deshalb jedoch jeglichen Unsinn glauben, verbreiten? Wo hört der Spaß auf?

In einem so hochkomplexen Feld wie der Außenseitermedizin decken pauschale Erklärungen immer nur einen Teil des Ganzen ab. Es ist wie mit dem zu kurzen Tischtuch: egal, wo man zieht, eine Ecke der Tischplatte bleibt immer frei.

Da erzählt ein Mann, er unterhalte sich regelmäßig mit seinem verstorbenen Vater und mit Jesus Christus; der Andere kuriert eigener Aussage zufolge Krankheitsfälle in aller Welt am Telefon; der Dritte stellt über Tausende von Kilometern »feinstoffliche Verbindungen« her, deren heilende Wirkungsweise er mit Vorgängen im Bereich der Quantenphysik vergleicht; und der Vierte sagt, Engel hätten ihm das Rezept für eine Kräutermedizin eingeflüstert.

Das alles berichten die Betreffenden nicht etwa einem behandelnden Arzt in einer Heilanstalt, vielmehr therapieren sie selbst in ihren Stuben und Praxen andere – und darunter sehr wohl auch Ärzte, die neben Ingenieuren und Managern zu ihrer Kundschaft zählen.

Es sind Schlaglichter aus dem Heilerwesen, das in unserer technisierten und scheinbar wissenschaftlich aufgeklärten

Welt blüht. So wie der Komplex der gesamten Alternativen Medizin überhaupt höchstes Ansehen genießt; wobei mit Alternativer Medizin hier alle Heilverfahren und -methoden gemeint sind, die außerhalb des heute akademisch anerkannten Medizinbetriebs siedeln.[2]

Erstaunlich? Sicher. Keinesfalls aber neu. Mit der Verwunderung über dieses »Phänomen« eröffnen viele Untersuchungen, die sich in jüngerer Zeit damit auseinandersetzten. Es sind gar nicht so wenige. Die Alternative Medizin und das Heilerwesen waren in vergangenen Jahrzehnten Gegenstand verschiedener wissenschaftlicher Veröffentlichungen, was das allgemeine öffentliche Interesse daran widerspiegelt. Dadurch hat sich die dürftige, von Voreingenommenheit zuweilen arg belastete Forschungslage einigermaßen gebessert.[3]

So sehr es gereizt hätte, dieses Nachwort mit dem Erstaunen über die Existenz von Geistheilern in einer modernen Welt zu eröffnen – es wäre marktschreierisch gewesen. Dass die Außenseitermedizin jeglicher Couleur in höchster Blüte steht und immer noch enormen Zulauf erhält – das ist längst bekannt. Die Alternative Medizin und das darin eingefasste Heilerwesen blühen von jeher; sie blühen seit sich die vom Staat getragene Schulmedizin vor ungefähr 200 Jahren zu etablieren begann. Und sie blühen nicht obwohl (!) sich das Denken aller Lebenskreise verwissenschaftlichte, technisierte, rationalisierte – sie blühen vermutlich gerade deshalb. Aus dem 19. Jahrhundert finden sich Beispiele von Nicht-Schulmedizinern oder »Volksheilern«, die einen derartigen Zustrom hatten, dass man von einer regelrechten Massenabfertigung in ihren Behandlungszimmern sprechen darf. In einer Abhandlung über »Medicinischen Volksglauben und Aberglauben« heißt es 1865 aus Schwaben: »Wunderdoktoren, Kogenflicker, Seichgucker, Brunzdoktoren haben häufig stärkeren Zulauf als alle Heilige«.[4] 1929 soll der Magnetiseur Valentin Zeileis in acht Stunden durchschnittlich 1000 Kranke in seinem Behandlungszimmer abgefertigt haben, sodass sich die Gesamtzahl auf weit über 100 000 in einem Jahr belief.[5] Und in den 1950er und 1960er Jahren strömten Tausende zu Massenheilungen zu Bruno Gröning, der in Herford, Rosenheim und Mittenwald seine magnetopathischen Dienste anbot.

Davon abgesehen ist die Geschichte der Außenseitermedizin in gewissen Teilen auch die der Schulmedizin, die ihrerseits einen stetigen Kampf der Methoden, Ansichten und Autoritäten ausficht. Man denke an Paracelsus oder Mesmer, die beide dem Ärztestand angehörten und regelrechte Glaubenskriege in ihren Reihen auslösten. Einige der Außenseitermethoden, derer sich heutige nicht approbierte Ärzte und Heiler bedienen, besitzen eine jahrhundertealte Tradition, standen mitunter sogar in schulmedizinischem Gebrauch, bevor sie dort in Abgang kamen.[6] Andere, die jüngeren Datums sind, haben vielleicht die Chance, irgendwann in den Kreis der anerkannten Medizin erhoben zu werden oder auf Umwegen den Zugang zu ihr finden, wie etwa Abwandlungen des Mesmerismus, welchen man mit viel gutem Willen als einen der Stammväter der modernen Psychotherapie ansehen darf.[7] Man denke nochmals an die Akupunktur, die auf der Schwelle zur offiziellen Anerkennung steht. Erst vor Kurzem stand sie noch im Ruch der Unwissenschaftlichkeit.

Also nichts Neues unter der Sonne? Das Staunen darüber, in welch unterschiedlichen Formen im 21. Jahrhundert unorthodoxe Heilmethoden im hellsten Licht gedeihen, bleibt

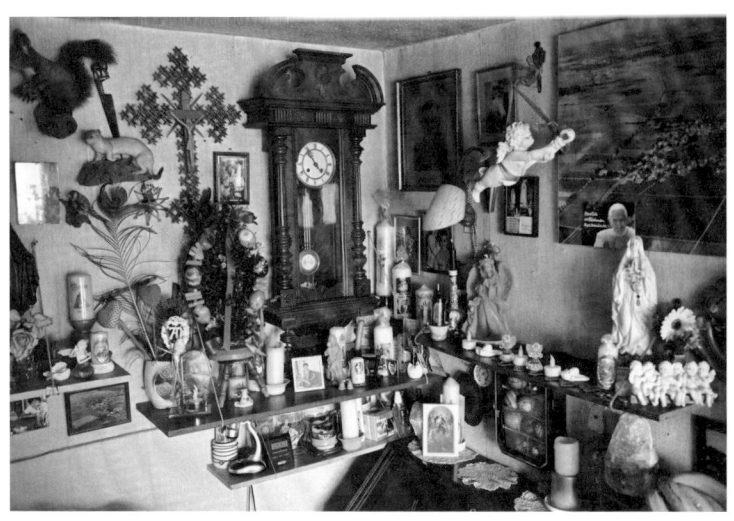

erlaubt. Ebenso erlaubt bleibt die Frage, warum sich Menschen im Krankheitsfall Personen und Praktiken anvertrauen, deren Diagnostik und Therapien sie vom Standpunkt der herrschenden medizinischen Lehre aus verwerfen müssten, zumal in einer Zeit der höchsten medizinischen Fortschritte.

Mit dem Verweis auf das oben Gesagte ist die Antwort »weil das immer so war« nicht verkehrt, sie reicht aber keineswegs aus. Kontinuitäten unterliegen immer der Transformation: Mit dem Wandel von sozialen Grundlagen, Einstellungen und Normen verändert sich auch der Gebrauch von Dingen. Im Medikalverhalten breiter Bevölkerungsschichten spielen heute andere Motive eine Rolle, es sind andere Alters-, Sozial- und Berufsgruppen beteiligt als vor 300 oder noch 30 Jahren. Schlicht gefragt: Wer macht auf diesem Gebiet was wie warum?

Wenn heute Menschen selbst mit Magneten pendeln,

mit Steinheilkunde experimentieren, den Wünschelrutengänger kontaktieren oder in die Sprechzimmer von Geistheilern strömen, liegt das keinesfalls an einem mangelnden Bildungshorizont. Man weiß, dass ein nicht geringer Teil der Betreffenden höheren Bildungsschichten entstammt. Zudem sind sogar viele Schulmediziner bereit, den offiziell nicht anerkannten Heilverfahren eine Berechtigung einzuräumen. Sie wenden sie entweder selbst in ihren Praxen an oder verweisen ihre Patienten an Heiler, weil sie in deren Behandlung zumindest eine seelische Ergänzung ihres eigenen Vorgehens erkennen. Im Fall von Hautwarzen bei Kindern hört man immer wieder, dass der konsultierte Hausarzt oder Dermatologe Eltern rät, sie mögen es doch mit Besprechen versuchen, falls sie jemanden kennen, der das kann. Das sei am einfachsten – »ein bisschen Magie«.[8]

Annette Maria Rieger und Andreas Geiger stellen gemeinsam zwölf Heiler vor, die sie interviewt und in ihren Behandlungszimmern beobachtet haben; Geiger insgesamt fünf in seinem Dokumentarfilm *Die Gabe zu heilen*, Rieger alle zwölf im hier vorliegenden Buch. Einige der Heiler bezeichnen sich selbst so, andere bevorzugen die Begriffe Therapeut, Hinweisgeber oder, ganz zeitgeistverhaftet, Gesundheits-Coach. Die Autorin Annette Maria Rieger wertet weder medizinisch noch moralisch, sie hinterfragt nicht, sie gibt weiter, was ihr die Frauen und Männer über sich erzählt haben.[9] Da mag zunächst das Gefühl aufkommen, sie hätte allzu naiv geschluckt, was ihr von den Befragten dargereicht wurde. Macht sie sich auf diese Weise zu deren Sprachrohr?

Gerade durch Riegers Herangehensweise entsteht das Bild einer vielfältigen, schillernden Heilerwelt, in der sich oft vorbehaltlos Vorstellungen aller Jahrhunderte, Kulturen und Hemisphären verquicken oder nebeneinanderstellen: Säftelehre und Zen-Buddhismus, Naturheilkunde und mittelalterliche Dreckapotheke, Katholizismus und Schamanentum, Ernährungslehre und Mesmerismus, Dämonenglaube, Esoterik und Kräuterschnaps. Es herrscht offenbar ein Anschauungs- und Methodenpluralismus ohnegleichen, der gespeist wird von einem global unbegrenzten Austausch der Ideen, der nicht gebunden ist an Epochen, Kulturen und Weltkreise. Das macht aber eine Systematik der Heilertypen und Heilweisen generell schwierig. Es findet sich immer eine oder einer, der nicht ins Schema passt.[10]

Die Heiler, die vorgestellt werden, kommen aus ganz Deutschland und Teilen Österreichs und der Schweiz. Unter streng analytischen Gesichtspunkten und unter den oben genannten Forderungen hätte Annette Maria Rieger (auch in Bezug auf das Klientel) stärker systematisieren müssen. Sie wäre verpflichtet gewesen, die Untersuchungsgebiete einzugrenzen, um zu erfahren, ob bestimmte Vorstellungen in bestimmten Regionen und in bestimmten Bildungsschichten stärker verbreitet sind als in anderen. Doch dann hätte sich das Bild nicht derart verdichtet, wie es geschehen ist. Am Ende einer Studie von mehreren Hundert Seiten wäre das Ergebnis womöglich dasselbe geblieben: Dass ein Großteil sowohl der Kunden wie auch der Heiler zwar ihrem jeweiligen Milieu verhaftet bleibt, dass sich aber in den Sichtweisen der jeweiligen Heiler wie auch im Medikalverhalten der Patienten weitreichende Überschneidungen ergeben und die Milieus in einem bedingten Austausch zueinander stehen: Der mobile Klient nimmt auf seiner Suche nach Hilfe einen Anfahrtsweg von Hunderten Kilometern in Kauf und klopft zuletzt auch an fremde Türen, wie etwa die türkischen oder afrikanischen Kunden der im Buch porträtierten Ärztin und Schamanin Ojuna Altangerel, während der süddeutsche Dorfheiler, der fest im katholischen Glauben verankert ist, mit Methoden arbeitet, die er dem Internet entnommen hat und die womöglich in Vorstellungen des asiatischen Kulturraums wurzeln. Eben dieser Pluralismus tritt in Riegers auf Interviews basierenden Beschreibungen hervor.[11]

Es bleibt dem Leser überlassen, ob er glaubt, was die Männer und Frauen der Autorin über sich und ihre Heilerfolge berichten. Durch die Brille strenger Wissenschaftlichkeit betrachtet muten die meisten Erklärungen hochgradig irrational an. Wem hingegen esoterisches und spirituelles Denken nicht fremd ist, wer der Ansicht ist, es gebe mehr Dinge zwischen Himmel und Erde, als die Schulweisheit sich träumen lässt, und wer gar allerletzte Hilfe bei einer schweren oder unheilbaren Krankheit sucht – der wird sich von Mahnungen nicht abhalten lassen. Der findet seinen Weg zur medizinischen Außenseitermethode beziehungsweise zum Heiler. Das zu unterbinden braucht nicht Aufgabe des vorliegenden Buches zu sein.

Die Stärke von Riegers Herangehensweise ist, dass die Heilerpersönlichkeiten plastisch hervortreten und durch ihre Erzählungen auch den Blick auf ihre Kunden freigeben. Hierdurch wird für Skeptiker ein Stück weit nachvollziehbar, warum diese Personen das Vertrauen ihrer Patienten genießen. Eben weil es sich offenbar zum großen Teil um echte Persönlichkeiten handelt, um selbstbewusste, von sich überzeugte Menschen, gern auch ein wenig kauzig, die Charisma besitzen und die ein Gespür für ihr Gegenüber aufbringen. Einige dürften Meister der Suggestion sein, andere dagegen feinfühlig psychologisches Talent besitzen – wie etwa der

Heiler Köbi, dem es offenbar sogar gelingt, bei einem seiner Kunden verdrängte Sexual- oder Gewaltvorstellungen ans Tageslicht zu heben, auch wenn Köbi das anders interpretiert und die peinigenden Phantasien seines Patienten auf Vergehen in dessen früherem Leben als Klosterabt zurückführt.

Gerade das dürfte den Patienten das Gefühl geben, hier aufgehoben zu sein: Man nimmt sich ihrer an, man versteht sie, die Heilkundigen wissen mehr über sie als Mensch als sie selbst, geschweige denn ein herkömmlicher Arzt. Und sie meinen es gut. Dass diese Empathie auch vorgespielt sein kann und/oder kriminell ausgenutzt werden könnte, versteht sich.

Um es deutlich zu machen: Die Heiler in diesem Buch fallen nicht unter diesen Verdacht. Sie selbst (!) sind von ihren Kräften und Fähigkeiten überzeugt und wollen sie zum Wohle anderer einsetzen, teils – das war im Heilerwesen von jeher üblich – sogar unentgeltlich, gegen nur geringes Entgelt oder gegen Naturalien. Wären die Absichten andere, wäre das der Autorin und dem Regisseur nicht verborgen geblieben und sie hätten es deutlich gemacht.[12]

Viele der Heilmethoden, die Rieger darstellt, erinnern an Bekanntes, lassen, um nochmals die Begriffe zu verwenden, den Mesmerismus, die Dreckapotheke des Mittelalters, bestimmte Segensformeln oder fernöstliche Lehren erkennen.[13] Es wäre jedoch rechthaberisch und hätte einen denunziatorischen Impetus, einzelne Methoden vorab auf ihren echten oder vielleicht nur vermeintlichen Kern zu zerpflücken. Daher nachfolgend lediglich ein holzschnittartiger, in keiner Weise vollständiger Überblick über einige Aspekte der westlich-deutschen Medizin- und Ideengeschichte, der helfen könnte, einzelne Erscheinungen einzuordnen.

Bis in die Neuzeit waren mehrere Gruppen und Institutionen gleichberechtigt für Heilung zuständig: die akademischen Mediziner, die Kirche, die Klöster, Wundärzte, Apotheker, Bader, Hebammen und Empiriker, wie ich sie nenne: Menschen, die auf dem Gesundheits- oder Heilsektor über Erfahrungswissen, Kräuterkenntnisse und dergleichen verfügten, solche, die sich womöglich zur Heiltätigkeit und Gesundheitsversorgung berufen fühlten.

Das Wissen der akademischen Medizin stützte sich mindestens bis ins ausgehende 18. Jahrhundert auf die in der Antike entwickelten Vorstellungen von Hippokrates und Galen. Es folgte der Viersäftelehre und der Annahme, der Mensch spiegle das astrologisch gedeutete Universum wider. Sein innerer Aufbau entspreche demnach den vier damals postulierten Elementen: Feuer, Erde, Wasser, Luft. Dem stehen die vier Körpersäfte Blut, Schleim, gelbe und schwarze Galle gegenüber. Geraten sie aus dem Gleichgewicht, kommt es zu Krankheiten. Die Pest von 1348 beispielsweise sahen Pariser Gelehrte in einem Gutachten durch ungünstige Planetenkonstellationen zwischen Mars, Saturn und Jupiter herbeigeführt: Jupiter habe auf der Erde üble Dünste aufsteigen lassen und Mars sie entzündet. Die so korrumpierte Luft dringe über die Atmung ins Herz ein und lasse es vertrocknen.

In der Praxis rieten die akademischen Ärzte bei Krankheit zur körperlichen Mäßigung, setzten Schröpfen, Schwitzbäder, Erbrechen und Aderlässe als Kuren ein. Die Heilerfolge waren gering, wenn es nicht die Methoden selbst waren, welche die Patienten zu Tode brachten.

Die katholische Kirche versuchte Gebrechen mit Gebeten zu lindern, mit Segen, Exorzismus oder Abbitten zum Beispiel in Form von Wallfahrten. Es ist die Religöse Medizin,

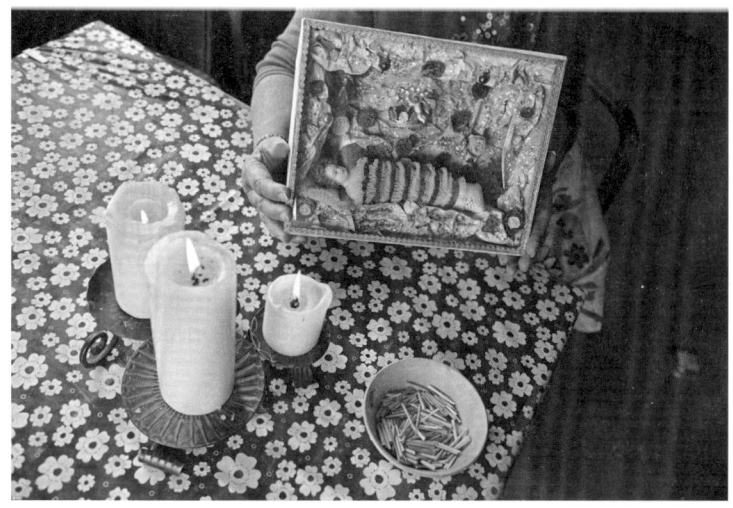

die heute als Pastoralmedizin weiterlebt. In ihrem Rahmen ist Heilung durch ein göttliches Wunder denkbar, auch wenn die katholische Kirche bei der Beglaubigung von Wundern inzwischen strenge Maßstäbe setzt.

Einen Teil der von der katholischen Kirche über Jahrhunderte befürworteten Rituale erklärte der Katholizismus im neuen Bewusstsein eines spätaufgeklärten Zeitalters für pervertiert. In Dorfvisitationen schnüffelten Inspektoren Heilsegen und Amuletten hinterher und geißelten sie, wenn sie fündig wurden, als »Aberglaube«. Sie wurden in der Bevölkerung selbstverständlich weiter verwendet, wie man sich auch von den Reliquien und Gnadenbildern weiterhin Heilkraft versprach – und verspricht.[14]

Die Heilmethoden der Bader, Feldschere, Hebammen, Empiriker dürften sich nicht nur gegenseitig überschnitten haben, sie machten darüber hinaus sicher auch Anleihen bei der Kirche und bei der gelehrten Medizin.[15] So arbeiteten diese Personen vermutlich auch mit Heilsegen, wandten andererseits die Methoden der Schulärzte an. Das Wissen der Universitäten dürfte von jeher in untere Bevölkerungsschichten durchgedrungen sein. Des Lesens Kundige, die an akademische Schriften herangekommen waren und sie direkt oder nach dem praktischen Krankheitsbedarf zugeschnitten in der Bevölkerung verbreiteten, gab es immer. Man denke etwa an den beklagenswerten Müller Menocchio, den sein Buchwissen im 16. Jahrhundert vor die Inquisition führte.[16] Mit der zunehmenden Alphabetisierung und der stetig zunehmenden Zahl von Druckwerken verbreiteten sich immer mehr schulmedizinische Vorstellungen, die von Astrologie, gelehrter Magie, Alchemie durchsetzt waren. Und das auch noch, nachdem sich wiederum die Universitäten Stück für Stück und offiziell davon verabschiedet hatten.

Ähnliches gilt für kirchliche Segenssprüche, von denen ein Teil vorchristlichen Ursprungs ist. So existiert beispielsweise eine christliche Variante des Zweiten Merseburger Zauberspruchs, der gegen Fußverrenkungen helfen soll. Er und andere wurden, sei's weil sie in der Bevölkerung beliebt waren, sei's weil man an ihre Wirkung glaubte, christianisiert und zunächst auf Lateinisch überliefert. Wenn sie nicht im aktiven Gebrauch mündlich weitergegeben wurden, dürften sie wie die gelehrte Medizin auf dem Weg des Buchdrucks in den unteren Bevölkerungsschichten angelangt sein.[17] Dort angekommen, wurde dieses Wissen für den eigenen Bedarf zugeschnitten und weitervererbt, teils in handschriftlichen Formelsammlungen, teils in neuen Büchern. Unter solche Sammelwerke fällt zum Beispiel das Albertus-Magnus-Buch, das dem Vernehmen nach heute noch viele Heiler in Gebrauch haben.

Mit den großen Entdeckungen auf dem Gebiet der Biologie und der Chemie, die im 19. Jahrhundert einsetzten, und die fortan Millionen Menschen vor Seuchen, Infektionen und allzu frühem Tod bewahrten, verwissenschaftlichte sich die medizinische Lehre. Zugleich, das räumen Medizinhistoriker ein, verengte sich damit der ärztliche Blick. Der Patient wurde zum Objekt. In dem von beispiellosen Erfolgen durchsetzten Aufschwung, der mit einer allmählichen Technisierung sämtlicher Lebensgebiete einherging, grenzten sich die Schulmediziner immer noch stärker von ihren nicht-studierten Mitbewerbern ab: indem sie die Methoden der Konkurrenz als Kurpfuscherei verunglimpften, indem sie sie als Afterärzte, Scharlatane, Quacksalber, Seichdoktoren beschimpften.[18] Und indem sie deren Therapien als nutzlos diffamierten, wenn nicht gar für mörderisch erklärten. Dabei übersahen sie geflissentlich, dass ein Teil der verspotteten Therapien sehr lange in ihr eigenes Repertoire gehort hatte, wenn nicht sogar immer noch dazugehörte. Bis es zur endgültigen Abwertung kam, stritten sich die Geister innerhalb des medizinischen Lagers noch lange.[19]

Einen Beitrag zu Diffamierung leistete auch die frühe Volkskunde. Sie wandte sich den Volksheilern begierig zu, weil sie deren Methoden als Zaubermedizin deutete, als Überreste eines Heiler- und Brauchtums aus grauer Vorzeit. Was nach »Aberglaube« roch, das wurde als heidnisch-germanisch deklariert und passte in die Vorstellung von einer untergegangenen Volksgemeinschaft, die das Vorbild für ein neues deutsches Staatsgebilde abgeben sollte.[20] Auf diese Weise zu Erben der Druiden und weisen Frauen grauer Vorzeit erklärt, wurde den »Volksheilern« zwar eine Art verquerer Ehre zuteil, gleichzeitig rückte man sie aber in die Sphäre des Irrationalen und gab sie so ihrerseits der Lächerlichkeit preis.

Bei den volkskundlich dargestellten Vorstellungen und Methoden erhärtet sich bei näherer Betrachtung der Verdacht, dass der uralte »germanische« Aberglaube oft jungen Datums war und aus Ängsten oder Bedürfnissen der heraufziehenden Neuzeit resultierte. Ebenso, dass es sich bei Diagnostik und Therapien wiederum um zerfleddertes akademisches Wissen, um Teile älterer Astrologie und gelehrter Magie handelt.

Im zehnbändigen »Handwörterbuch des Deutschen Aberglaubens« (1927-1942) finden sich erhebliche Verdachtsmomente dafür. Ein Teil dieser Beschreibungen ist inzwischen auf Ratgeber- oder Lexikaseiten ins Internet eingeflossen. Unkommentiert und ohne Quellenhinweis erwecken sie dort den Anschein, es handle sich um real vorhandenes Brauchtums- oder auch Medikalverhalten früherer Zeiten. Es ist ein Beispiel dafür, wie teils antiquierte, teils aus der Mode gekommene, wenn nicht gar frei erfundene, magische beziehungsweise pseudo-magische »Wissens«-Bestände den Weg in eine neue Zeit finden – wo ihnen eventuell das Glück zuteil werden kann, unter völlig neuen Vorzeichen neu rezipiert zu werden.

Beflügelt wird diese Rezeption dann vermutlich gerade von der Aura des scheinbar Archaischen und Geheimnisvollen. Leicht abgewandelt könnte man hier mit Hermann Bausinger vom »unkritischen Respekt vor der Überlieferung« sprechen.[21]

Was die Medizingeschichte angeht, hatte den von der wachsenden Mehrheit der Mediziner nicht – oder nicht mehr – anerkannten Methoden damit keineswegs die letzte Stunde geschlagen. Im Gegenteil: Wie in einer Pendelbewegung erlebten sie mit dem Erstarken der Schulmedizin einen ungeheuren Aufschwung. Vertreter und Anhänger der umstrittenen Gebiete wollten sich ihre Wissensbestände nicht so einfach entreißen und sich selbst nicht entmündigen lassen. Zu der erstarkenden Widerstandsbewegung gehörten gebildete Ärzte,[22] zudem traten neue Akteure auf den Plan, die mit Hilfe der nun vorhandenen propagandistischen Möglichkeiten der Moderne enormen Zulauf erhielten. In die lose Phalanx, der sich nun die ihrerseits angegriffene »Staatsmedizin« gegenübersah, gehörten Homöopathen und Naturheilkundler, aber auch Vegetarier, Impf- und Tierversuchsgegner. Deren Publikumserfolg ließ wiederum die Gegenseite Gift und Galle speien. Rudolph Virchow, Begründer der modernen Pathologie, wetterte über die »Propheten des Aberglaubens« und »Phantome des Mittelalters«, die ihren Einfluss auf die »leicht bewegliche(n) Volksmassen« ausüben.[23]

Der Zulauf der »Volksmassen« erklärt sich aus der Verunsicherung in der heraufziehenden Moderne mit ihren Umwälzungen. Diese »Grand Peur« vor der Verdinglichung allen Lebens drückt sich schon bei Rousseau aus, verfestigt sich in der Romantik und hat sich bis heute erhalten. Oder ist in Wellen aufgrund neuer Modernisierungsschübe immer wiedergekehrt. Aus ihr speisen sich die Reformbewegung, die Jugendbewegung und die Antiatomkraftbewegung. Mit diesen Bewegungen verknüpft waren dann immer auch die konfliktreichen Versuche, eine Alternative zur herrschenden medizinischen Richtung zu schaffen.[24]

Von den Kämpfen des 19. Jahrhunderts war die Rede, in den krisengeschüttelten 1920er Jahren ist erstmals von einer »Krise der Medizin« die Rede.[25] Mit der zunehmenden Spezialisierung fühlten sich Patienten immer mehr von der

»Apparatemedizin« entfremdet. So hat sich eine latente Abwehrhaltung gegen den Medizinbetrieb herausgebildet. Ivan Illich sprach in seinem 1977 erstmals erschienenen, auflagenstarken Bestseller von der »Nemesis der Medizin« und vom »Szientismus des Gesundheitswesens«[26], der Autor Bernhard Kathan klagte 1999 über das »Elend der ärztlichen Kunst«[27] und der Arzt Gunter Frank legte jüngst ein »Wutbuch« gegen die »Schlechte Medizin« vor.[28] Es sind wenige Beispiele für eine ins Unübersehbare angewachsene Fülle von Büchern und Reportagen, die Missstände auf allen Ebenen des Gesundheitswesens anprangern.

Viele Mediziner räumen die ihnen vorgeworfenen Defizite im Medizinbetrieb ein: ungenügende Ausbildung, Zeitdruck und daraus resultierende mangelnde Zuwendung für die Patienten, Arroganz, Kostenexplosion, Rezeptverschreibungswut einerseits und Rezeptegeiz andererseits.[29] In diesem vermeintlich seelenlos gewordenen Labyrinth wenden sich Kranke anderen Heilweisen zu, zumal dann, wenn der Erfolg ausbleibt oder nicht der gewünschte ist. Oder wenn die Krankheit verhältnismäßig harmlos ist, man aber aufgrund des schwelenden Misstrauens befürchtet, die offizielle Medizin könne mit ihren Medikamenten mehr Schaden anrichten als Gutes bewirken.

Bereits die Suche nach einer alternativen Behandlung dürfte bei einer schwer zu kurierenden Krankheit Trostfunktion haben. Der leidende Mensch verbleibt nicht mehr in der Passivität, auf den ihn die orthodoxe Medizin verweist, er packt das Übel selbst an. Es kann Besserung eintreten, es genügt vielleicht schon, wenn ein Silberstreif am Horizont aufscheint. Das kann zu der Überlegung führen, dass die außerschulischen Methoden eben doch eine Daseinsberech-

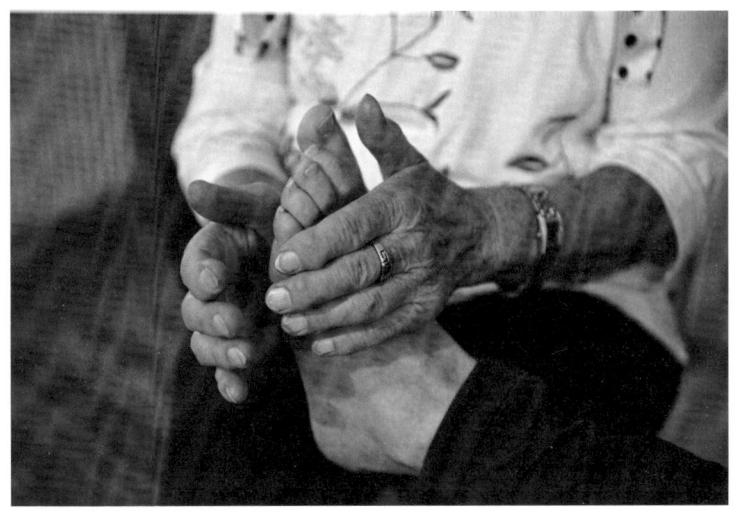

tigung haben. Und wenn das eine Verfahren wirkt, warum nicht auch ein anderes? Es kommt auf den Versuch an.

Zudem geben echte oder geglaubte Erfolge, wenn sie sich denn einstellen, ein Gefühl der Überlegenheit. Man hat die orthodoxe Medizin und die kalte Rationalität in die Schranken gewiesen, das »Aus« des Arztes war nicht das letzte Wort. Es ist ein Punktsieg gegen das System.[30] Sind diese Erfolge zuletzt nicht auch der Beweis für das Vorhandensein höherer Kräfte und Mächte, nach denen sich viele Menschen sinnsuchend sehnen?[31]

Für die Heiler gilt im Besonderen, was für eine Vielzahl alternativer Heilmethoden gilt: Sie strahlen etwas vermeintlich Geheimnisvolles aus, zumal wenn sie aus großer zeitlicher und räumlicher Ferne kommen – oder zu kommen scheinen. Es haftet ihnen ein rätselhaftes »Mehr« an, das die herkömmliche Medizin nicht besitzt. Schamanisch, keltisch, indisch, uralt, traditionell, überliefert nach Hildegard von Bingen – es sind Zauberworte, die sich auch die Werbung zunutze macht. Die Begriffe verleihen diesen Produkten oder Verfahren obendrein den Anschein der Natürlichkeit, wenn sie nicht sogar gleich und direkt so etikettiert werden. »Mit der natürlichen Heilkraft der...« liest man auf vielen Verpackungen. Natur wird damit selbst zum magisch aufgeladenen Begriff, sie ist der warme Gegenpol zur unheimlichen Moderne mit ihrer furchteinflößenden Technik, ein Mutterschoß, etwas, das in der Lage ist, der übermächtigen Zivilisation Einhalt zu gebieten.[32]

Folgt man der Anziehungskraft dieser Worte, folgt man den Verkaufszahlen von angeblich wirkmächtigen Magnetbändern, Kristallen oder Ölen, folgt man dem Zuspruch, den Astrologen, Kartenleger, Wünschelrutengänger und nicht zuletzt Heiler genießen, hört man deren medizinische Erklärungen, die in keiner Weise naturwissenschaftlichen Erkenntnissen folgen, hört man zudem die Berichte von Patienten, die ihnen Recht geben, so kann man durchaus zu dem Ergebnis kommen, dass ein Denken in der Gesellschaft verbreitet ist, das die Soziologen Mongardini und Zingerle als »neo-magisch« bezeichnen.[33]

Die Ursachen sehen sie in der erwähnten Verunsicherung durch die Moderne, darin, dass in immer neuen Schüben Weltbilder ins Wanken geraten und Gewissheiten ins Trudeln geraten. Was tut der Mensch, wenn ihn die »Magie der Macht« in Form komplexer, schwer durchschaubarer, oft unsichtbarer Systeme und allmächtiger Institutionen zu erdrücken droht? Er setzt ihr, so die Autoren, die »Macht der Magie« entgegen.[34] Die Anwender wähnen sich mit ihr im Besitz eines alternativen Wissens, das in Form von direkten Ursache-Wirkungs-Zusammenhängen einfach nachzuvollziehen ist. Magie wird so zum »menschlichen Fluchtpunkt«, sie ist eine hoffnungverspechende Suche nach neuen Möglichkeiten. Der Schutzlose erlangt mit ihrer Hilfe die Kontrolle über das scheinbar Unkontrollierbare zurück, er schlägt der Allmacht ein Schnippchen und setzt sich gegen den Absolutheitsanspruch der Schulmedizin zur Wehr. In diesem Sinne ist magisches Denken immer auch anti-institutionell und anarchisch aufgeladen.

Die Anfälligkeit für Magismen dürfte sich in Epochen umfassender Krisen erhöhen, und es leuchtet ein, dass sie gerade im nicht mehr durchdringbaren Medizinbetrieb beständig hoch ist. Zumal der Krankheitsfall an sich eine der schwersten Krisen ist, die ein Mensch durchmachen muss: Warum ich, warum mir, warum ausgerechnet jetzt? Wer bietet Trost und Hilfe, wenn es der Arzt nicht zu leisten vermag?

Wie die Soziologen weiter festgestellt haben, zerschellen magisch-archaische Vorstellungen keineswegs an der Moderne, sie verbinden sich vielmehr mit ihr, bedienen sich ihrer Möglichkeiten: der Vertriebswege, der Institutionen, des Telefons, mittels dessen etwa geheilt wird. Oder des Internets, in dem Heiler ihre Adressen und Werbefilme einstellen.

Schließlich scheint die Neo-Magie schick geworden zu sein und so alltäglich, dass man sie fast nicht mehr wahrnimmt, die anhaltende Esoterikwelle, Kino-, Buch- und Comicproduktionen, spirituell angehauchte Therapie- und Kursangebote aller Art beweisen es. Man schaue sich einmal um, wie oft einem das Wort »magisch« täglich in jeglicher Art der Werbung begegnet. Während auf diesen Märkten Millionen Euro umgesetzt werden, ist andererseits eine

Macht, die eine nüchterne Rationalität einfordert, nicht vorhanden: kein Aufklärer, der empört die Stimme erhebt, keine Kirche, die wütend einschreitet, nur wenige Mediziner, die, wie Manfred Stöhr, öffentlich ihre Patienten zur Ordnung rufen. Stattdessen: Anything goes.

Das ist ein Stück weit gut so. Die Negierung von autoritär empfundenen Lehren eröffnet Freiräume und schafft neue Möglichkeiten des Denkens und Handelns. Sie birgt, das sei nun doch als Warnung mitgegeben, gleichzeitig die Gefahr, sich vollends den nun einmal vorhandenen Zwängen der Realität zu entledigen und ins Wahnhafte abzugleiten, wie das auch bei politischen Verschwörungstheorien der Fall ist. Das sollte man bei allem Wohlwollen nicht vergessen.

Anmerkungen

[1] Vgl. Alfons Labisch, Reinhard Spree: Einführung und Übersicht. In: Dies. (Hg.): Medizinische Deutungsmacht im sozialen Wandel des 19. und frühen 20. Jahrhunderts. Bonn 1989, S. 7-14.

[2] Robert Jütte definiert sie als »Heilweisen ..., die in einer bestimmten medikalen Kultur, die selbst wiederum einem historischen Wandlungsprozess unterworfen ist, zu einem bestimmten Zeitpunkt oder über einen längeren Zeitraum von der herrschenden medizinischen Richtung mehr oder weniger stark abgelehnt werden, weil sie die Therapieformen der herrschenden medizinischen Richtung teilweise oder völlig in Frage stellen«. Dabei werden sie von »sozialen Bewegungen oder bestimmten gesellschaftlichen Gruppen getragen«. Vgl. Ders.: Geschichte der Alternativen Medizin. München 1996, S. 13. Synonym wird eine Fülle weiterer Begriffe verwendet: Traditionelle Medizin, Volksmedizin, Naturgemäße Heilweisen, Naturheilverfahren, Unkonventionelle Heilweisen oder Nichtetablierte Medizin. Sie haben, laut Jütte, den Nachteil, nicht das ganze Spektrum des »›alternativen‹ Gesundheitsmarktes« abzudecken, zu dem etwa auch Ayurveda und Chiropraktik gehören. Ebd., S. 12.

3   Zu diesen Arbeiten gehört etwa Andreas J. Obrecht: Die Welt der Geistheiler: Die Renaissance magischer Weltbilder. Wien, Köln, Weimar 1999.
4   Michael Richard Buck: Medicinischer Volksglauben und Volksaberglauben aus Schwaben: eine kulturgeschichtliche Skizze. Ravensburg 1865, S. 29.
5   Vgl. Barbara Wolf-Braun: Zur Geschichte der Geistigen Heilung. In: Elmar Gschwind: Rose, Rose, rühre dich: Vom Lorenzbur aus Seebach und anderen Heilern zwischen Schwarzwald und Rhein. Kappelrodeck 1999, S. 11-31, hier S. 27.
6   Vgl. u.a. Eberhard Wolf: »Volksmedizin« als historisches Konstrukt. In Österreichische Zeitschrift für Geschichtswissenschaften. 7. Jg. 1996, S. 405-430, hier. S. 422; Michael Stolberg: Probleme und Perspektiven einer Geschichte der »Volksmedizin«. In: Thomas Schnalke, Claudia Wiesemann (Hg.): Die Grenzen des Anderen. Medizingeschichte aus postmoderner Perspektive. Wien 1998, S. 49-73, hier S. 52.
7   Vgl. z.B. Thomas Knubben: Mesmer oder Die Erkundung der dunklen Seite des Mondes. Tübingen 2015.
8   Vgl. auch: Anette Brecht-Fischer: »Warze, Warze, weiche!«, in: Zollernalbkurier/Südwest Presse, 10. Oktober 2016.
9   Zwei Drittel der Heiler ist einer jüngeren Erhebung zufolge weiblichen Geschlechts. Vgl. Markus Binder: Zur Bedeutung der Geistigen Heilweisen. In: Elmar Gschwind: Rose, Rose, rühre dich: Vom Lorenzbur aus Seebach und anderen Heilern zwischen Schwarzwald und Rhein. Kappelrodeck 1999, S. 151.
10 Robert Jütte würde die in diesem Buch beschriebenen Personen dem Bereich der religiös-magischen Heilkunde zuordnen, vgl. Jütte 1996, S. 16. Die Religiöse Medizin führt ihre Behandlungserfolge in allen Kulturkreisen auf göttliches Wirken zurück und die Krankheitsursachen oftmals auf Dämonen. Die Magische Heilkunde (Iatromagie) umfasst dagegen Heilmethoden, die sich auf geheimnisvolle Naturkräfte im Kosmos berufen. Scharf zu trennen sind die beiden Bereiche schlechterdings nicht. Umfassender spricht Barbara Wolf-Braun vom »geistigen Heilen«, bei dem »unterschiedlich definierte geistige Einwirkungen (Kräfte) die Veränderung einer Störung bzw. Krankheit hervorrufen sollen«. Unter diese Betrachtung lassen sich auch das Magnetische Heilen, die Chakra-Therapie, Reiki, Exorzismus, Schamanismus, Heilen mit Fetischen subsumieren. Vgl. Wolf-Braun 1999, S. 11.
11 Anders als Anita Chmielewski-Hagius in ihrer Promotion über das oberschwäbische Heilerwesen voraussetzte, ist allem Anschein nach tatsächlich eine zumindest teilweise Loslösung der Heiler, aber auch ihrer Klientel von ihrem »geographischen, kulturellen und sozialen Umfeld« festzustellen. Der Blick künftiger volkskundlicher Arbeiten müsste daher

in eben diese Richtung gehen. Dies.: Was ich greif, das weich...: Heilerwesen in Oberschwaben. Münster, New York 1996, S. 14. Davon, dass die »Konzepte und Praktiken« des geistigen Heilens »offenbar in den letzten Jahren immer vielfältiger werden«, geht auch Wolf-Braun aus. Dies. 1996, S. 11. Das verdeutlicht nochmals, warum eine Klassifizierung schwierig ist. Chmielewski-Hagius unterscheidet noch zwischen frommen, traditionellen »Gebets- bzw. Glaubensheilern« und »›moderne(n)‹ Heiler(n), die medizinische Außenseitermethoden anwenden und dabei teilweise auf außereuropäische Medizinformen zurückgreifen«. Dies. 1996, S. 26. Auch wenn es diese Typen in Reinform geben mag, die Wirklichkeit ist vielschichtiger geworden. Durch das Beibehalten dieser Typographie reduziert sich die Wahrnehmung wieder einmal auf das scheinbar dörflich-bäuerlich Althergebrachte hier und das städtisch Moderne da.

[12] Professionelle Betrüger hätten sich kaum auf Interviews eingelassen. Eine Liste mit Warnungen, wann man es mit »unseriösen« Heilern zu tun hat, findet sich bei: Markus Binder: Zur Bedeutung der Geistigen Heilweisen. In: Gschwind 1999, S. 148-155, hier S. 153.

[13] Wobei Lehren und Anschauungen des asiatischen Kulturraumes in vergangenen Jahrzehnten auch stark von westlichen Anhängern geprägt werden.

[14] Zu Visitationen im Zeitalter des Presbyterianismus vgl. etwa: Adolf Gösch: Das religiöse Leben in Hohenzollern unter dem Einflusse des Wessenbergianismus, 1800-1850. Ein Beitrag zur Geschichte der religiösen Aufklärung in Süddeutschland. Köln 1908. Verbote und Reduzierung der bis dahin eifrig praktizierten Glaubensformen führten zu regelrechten Aufständen in der Bevölkerung. Vgl. Rebekka Habermas: Wallfahrt und Aufruhr: zur Geschichte des Wunderglaubens in der frühen Neuzeit. Frankfurt/M. 1991, S. 105, sowie Wolf-Braun 1999, S. 15ff.

[15] Anmerkung: Wenn die Methoden nicht sowieso identisch waren, weil sie von langer Zeit her allgemeine Gültigkeit besaßen. Wiederum sollte man nicht von einer klaren Trennung von hier und da ausgehen.

[16] Carlo Ginzburg: Der Käse und die Würmer: Die Welt eines Müllers um 1600. Nördlingen 1996.

[17] Vgl. Jütte 1996, S. 91f.

[18] Jütte 1996, S. 21.

[19] Wolf-Braun, S. 18f.

[20] Vgl. Wolfgang Kaschuba: Einführung in die Europäische Ethnologie: München, 1999. S. 32-36; Dietz-Rüdiger Moser: Einleitung. In: Ders. (Hg.): Glaube im Abseits: Beiträge zur Erforschung des Aberglaubens. Darmstadt 1992, S. 1-9. Dass das Vorbild ein Wunschbild war, ist längst erwiesen, ebenso, dass diese Art verblendeter Forschung dazu beitrug, das rassistische und nationalistische Weltbild des Nationalsozialismus zu befördern.

21 Hermann Bausinger: Volkskunde: Von der Altertumsforschung zur Kulturanalyse. Tübingen 1991, S. 21. Zur »Aberglauben«-Rezeption von historischen Glaubens- und Wissenssystemen vgl. auch Dieter Harmenings Wörterbuch des Aberglaubens. Stuttgart 2005.
22 Vgl. Jütte 28f.
23 Samuel Philipp Hahnemann hatte seine der damaligen Schulmedizin bewusst entgegengesetzte Homöopathie allerdings schon ab den 1790er Jahren entwickelt. Vgl. Jütte 1996, S. 23- 27. Im Übrigen ders. 29, 34, 35, 39 u. 42.
24 Vgl. Jütte 1996, 14f.
25 In Preußen zählte man 1902 insgesamt 4.104 nicht approbierte Krankenbehandler, von denen 263 auf Magnetopathie Besprechen oder Geistheilen spezialisiert waren, vgl. Jütte S. 102; in den 1920er Jahren ließen sich nach damaligen Schätzungen über die Hälfte aller Deutschen von Nichtärzten heilen, vgl. Jütte S.44; in den 1950er Jahren waren ein Viertel der Bevölkerung bereit, im Krankheitsfall Magnetiseure oder Gesundbeter aufzusuchen, vgl. ebd. S. 113ff. 1970 schätzte man die Zahl der Spruchheiler im Südwesten auf 300.
26 Ivan Illich: Die Nemesis der Medizin: Von den Grenzen des Gesundheitswesens. Hamburg 1977.
27 Bernhard Kathan: Das Elend der ärztlichen Kunst. Eine andere Geschichte der Medizin. Wien 1999.
28 Gunter Frank: Schlechte Medizin. Ein Wutbuch. München 2012.
29 Vgl. Manfred Stöhr: Ärzte Heiler Scharlatane: Schulmedizin und alternative Heilverfahren auf dem Prüfstand. Darmstadt 2001, S. 26-63.
30 In einer eigenen Untersuchung stieß ich selbst immer wieder auf die unverhohlene Freude von Behandelten, wenn sie mit dem Heilerfolg einer Außenseitermethode, in diesem Fall Warzenwegbeten, ihre Ärzte verblüffen konnten. Vgl. Matthias Badura: Herr, nimm Du die Warzen mit. Tübingen 2004.
31 Badura u.a.
32 Vgl. Hermann Bausinger: Typisch deutsch. Wie deutsch sind die Deutschen? München 2009.
33 Vgl. Arnold Zingerle, Carlo Mongardini (Hg.). Magie und Moderne. Berlin 1987.
34 Magie ist in diesem Sinne keine »geistige Kümmerstufe«, sondern ein eigenes Gedankensystem, das einer »anderen Form der Logik« folgt. Vgl. Harmening 1983, S. 716. Utz Jeggle spricht von Claude Lévi-Strauss ausgehend von einem »ordnenden Prinzip«. In: Ordnungsvorstellungen im Aberglauben. Eine volkskundliche Skizze. In: Roland Aspel, Volkhard Brandes (Hg.): Glaube, Macht, Religion. Frankfurt/M. 1990, S. 88-107, hier S. 97.

© 2017 Klöpfer & Meyer Verlag GmbH & Co. KG, Tübingen.
Alle Rechte vorbehalten.
ISBN 978-3-86351-447-1

Redaktion: Sabine Besenfelder, Tübingen.
Umschlaggestaltung: Christiane Hemmerich
Konzeption und Gestaltung, Tübingen.
Fotos: Stanislav Krupar, Prag.
Herstellung: Horst Schmid, Mössingen.
Satz: Alexander Frank, Ammerbuch.
Druck und Einband: Pustet, Regensburg.

Mehr über das Verlagsprogramm von Klöpfer & Meyer
finden Sie unter: *www.kloepfer-meyer.de*

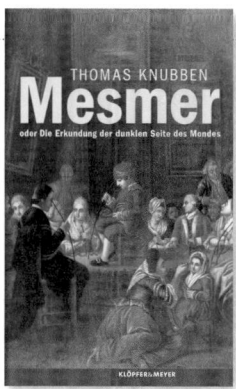

**Thomas Knubben
Mesmer
oder Die Erkundung der dunklen
Seite des Mondes**

232 Seiten und
15 Schwarzweiß-Abbildungen,
gebunden mit Schutzumschlag,
auch als eBook erhältlich

»Der Wundermann vom Bodensee«, »die Sensation des 18. Jahrhunderts«.

Frankfurter Allgemeine Zeitung

Franz Anton Mesmer, der Aufklärer, der Licht brachte ins Dunkel der Seele. Ein faszinierender und glänzend geschriebener Essay über Versuch und Irrtum – und über das Leben als offenes Rätsel.

»Was waren die mesmeristischen Konvulsionen anderes als das psychosomatische Wetterleuchten der revolutionären bürgerlichen Freiheiten?« **Peter Sloterdijk**

KLÖPFER&MEYER

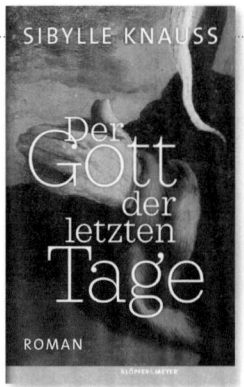

**Sibylle Knauss
Der Gott der letzten Tage
Roman**

184 Seiten,
gebunden mit Schutzumschlag,
auch als eBook erhältlich

»Eine risikofreudige Autorin, die mit jedem Buch etwas Neues wagt.«

Süddeutsche Zeitung

Das letzte Abenteuer, das uns bevorsteht: zu sterben. Eigentlich geht es zu weit, davon zu erzählen. Aber genau so weit geht Sibylle Knauss mit diesem Buch. Ein aufwühlendes, ein mutiges und auch mutmachendes Buch. Ein Roman von der Lebensgrenze.

»Eine virtuose Schriftstellerin, die scheinbar einfach erzählt, tatsächlich aber kunstvoll.« **Badisches Tagblatt**

»Bei ihr funkeln Stil, Witz und Farbe.« **Deutschlandradio**

KLÖPFER&MEYER

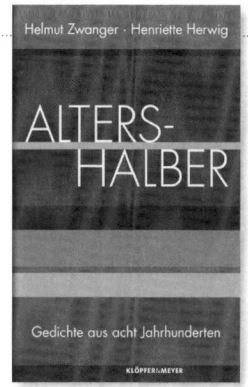

**Helmut Zwanger und
Henriette Herwig (Hg.)
Altershalber
Gedichte aus acht Jahrhundertens**

384 Seiten,
gebunden mit Schutzumschlag
und Lesebändchen

Eine faszienierende Anthologie, ein facettenreiches Lesebuch über das, was uns alle angeht und erwartet.

»Warum gibt es eine solche Anthologie nicht schon seit langem? Hunderte Gedichte, die um die Erfahrungen des Alt- und Älterwerdens kreisen. Mal melancholisch, verzweifelt, mal gelassen, weise und auch witzig: so lesen sich die bekannten und unbekannten Gedichte in diesem Buch ›Altershalber‹. Sie regen an, zwingen zum Nachdenken und zeigen wunderbar, was Lyrik zu leisten vermag.«
Rainer Moritz, Literaturhaus Hamburg

KLÖPFER&MEYER